Michael Elies, Annette Kerckhoff

Grippe und Infekte

Was tun bei ...

Gripple und Infekte

Vorbeugung und Selbsthilfe

Michael Elies
Annette Kerckhoff

KVC | VERLAG

KVC Verlag | NATUR UND MEDIZIN e. V.
Am Deimelsberg 36, 45276 Essen
Tel.: (0201) 56305 70, Fax: (0201) 56305 60
www.kvc-verlag.de

Elies, Michael; Kerckhoff, Annette
Gripppe und Infekte – Vorbeugung und Selbsthilfe

Wichtiger Hinweis: Jede Dosierung oder Applikation erfolgt auf eigene Gefahr des Benutzers. Geschützte Warennamen (Warenzeichen) werden nicht besonders kenntlich gemacht.

ISBN 978-3-96562-001-8

2., bearbeitete Auflage 2019

klimaneutral
natureOffice.com | DE-574-240212
gedruckt

Umschlaggestaltung: eye-d Designbüro, Essen
Druck: Union Betriebs-GmbH, Rheinbach

Inhalt

Gezielte Vorbeugung

Selbsthilfe bei Infekten

Einleitung

„Immunsystem ändert sich mit der Jahreszeit" war eine Schlagzeile der Ärztezeitung im Mai 2015. Dies erklärt, was wir immer geahnt haben: Der Mensch ist im Winter anfälliger für Erkältungskrankheiten und Infekte als im Sommer. Hinzu kommt, dass der menschliche Körper im Jahreszeitenwechsel, z. B. im späten Herbst, durch die Anpassung an veränderte Licht- und Temperaturverhältnisse stärker belastet ist. Nebel, feuchte Kälte, Matschwetter und überall Durchzug können einem dann sehr zusetzen. Eine kleine Erkältung überwinden wir anfangs noch spielend, aber nach und nach wird unser Immunsystem schwächer, und wenn schon der Frühling in Sicht ist, werden gefährliche Grippewellen häufiger. Welche Schlüsse sind daraus zu ziehen?

Vor allem: Wehret den Anfängen! Das heißt,

- Vorbeugung spätestens ab dem Herbst,
- Kenntnisse zur Behandlung noch harmloser Erkältungen, die sofort umgesetzt werden können,
- wissen, wo echte Gefahr droht und
- die Grenzen der Selbstbehandlung beachten.

Zu all diesen Themen finden Sie im vorliegenden Ratgeber vielfältige, erprobte Maßnahmen und Ratschläge.
Die Ratschläge stammen aus der langjährigen Praxis der Autoren und wurden durch Ergebnisse aus der Wissenschaft ergänzt. Hinweise auf einzelne Präparate sind Empfehlungen der Autorin bzw. des Autors.
So hoffen wir, dass Sie mit den in diesem Büchlein vorgestellten Tipps sicher und gesund durch den Winter kommen und sich die eine oder andere Maßnahme zur Stärkung der Abwehr auch für die Zukunft als Gewohnheit im Alltag zu eigen machen.

Annette Kerckhoff und Michael Elies

Unspezifische und spezifische Immunantwort

Das Immunsystem ist ein über den ganzen Körper verteilter Verbund von Zellen und Geweben, die ständig in Bewegung und Austausch sind. Sein gutes Funktionieren bei der Abwehr von Eindringlingen wie Bakterien und Viren, Parasiten und Pilzen, aber auch z. B. bei der Zerstörung von Krebszellen, ist lebenswichtig.
Die Abwehr unseres Körpers funktioniert durch eine angeborene (unspezifische) und eine erworbene (spezifische) Immunantwort. Für die **angeborene oder unspezifische Immunantwort** stehen dem menschlichen Organismus verschiedene Schutzmechanismen zur Verfügung. Hier ist zunächst die Haut zu nennen, die den Menschen als rein mechanische Barriere schützt. Zudem bieten der Säuremantel der Haut, Schweiß und Talg ein ungünstiges Milieu für Keime. Auch im Speichel sind bereits antibakterielle Enzyme enthalten, und im Rachen treffen wir auf zahlreiche Organe mit einer gewissen Abwehrfunktion. Dazu zählen die Gaumen- und Rachenmandeln.

Die Magensäure wirkt ebenfalls aggressiv auf eindringende Keime. Eigentlich alle Schleimhäute, welche die inneren Oberflächen auskleiden, produzieren in speziellen Zellen Schleim. Dieser dient dazu, eindringende Keime zu binden. Der Schleim wird dann weitertransportiert oder durch Reflexe abgehustet. Die Schleimhaut der Atemwege ist in dieser Hinsicht eine Besonderheit. Sie enthält feinste Flimmerhärchen, die den Schleim wie auf einem Fließband nach außen abtransportieren. Enzyme der Schleimhäute greifen und dauen zudem Bakterien an.

Die unspezifische Abwehr richtet sich – wie der Name bereits sagt – nicht gegen bestimmte Erreger, sondern gegen alle körperfremden Stoffe, die Körperbarrieren durchdringen.

Die **spezifische Immunantwort** wird im Gegensatz zur angeborenen unspezifischen Immunantwort mit der Zeit erst erworben und richtet sich gegen bestimmte Krankheitserreger.

Wenn der Körper mit fremden Stoffen konfrontiert wird, die das unspezifische Immunsystem nicht zerstört hat, werden Antikörper gebildet, die sich an die Oberfläche der fremden Stoffe anpassen und anheften, um diese unschädlich zu

machen. Gleichzeitig werden so genannte Gedächtniszellen gebildet, die sich bei erneutem Eindringen des Erregers an diesen erinnern und ihn wiederum sehr genau zerstören.
Bei einer Impfung macht man sich dieses Wissen zunutze: Dem Körper werden abgeschwächte lebende oder abgetötete Erreger oder deren Gifte verabreicht. Der Körper bildet gegen genau diese Erreger Antikörper, so dass er bei einer erneuten Infektion gut gerüstet ist. Man kann auch von einer „angepassten Immunantwort" sprechen. Das Immunsystem erinnert sich an den Erreger und kann angemessen auf ihn reagieren.
Zum unspezifischen wie zum spezifischen Immunsystem gehören jeweils bestimmte Blutzellen, aber auch freie Abwehrstoffe, deren wichtigste im Folgenden kurz erklärt werden.

Wichtige Bestandteile des unspezifischen Immunsystems

Blutzellen

Eine Untergruppe der weißen Blutkörperchen (Leukozyten), die relativ großen Makrophagen, spielen eine zentrale Rolle im Immunsystem: Sie

vernichten Fremdkörper und werden auch als „Fresszellen“ bezeichnet. Die Makrophagen können wiederum andere Zellen des Immunsystems, die T-Helferzellen, aktivieren.
Neben den Makrophagen spielen die Granulozyten, die ebenfalls zu den weißen Blutkörperchen gehören, eine wichtige Rolle bei der unspezifischen Immunantwort. Sie sind zuständig für die Abwehr von Bakterien, Pilzen oder Parasiten.
Interessanterweise gibt es für verschiedene Erreger auch verschieden „ausgebildete“ Immunzellen. Entsprechend sind bei bestimmten Infektionen die jeweils besonders „gefragten“ Zellen im Blut vermehrt vorhanden. Ein Blutbild kann entsprechend Auskunft über die aktuelle Situation geben.

Abwehrstoffe

Ein weiterer Bestandteil der unspezifischen Immunantwort sind Enzyme, z. B. das Enzym Lysozym, das Bruchstücke aus der Zellwand bestimmter Bakterien spaltet, so dass das Bakterium undicht wird und abstirbt. Es kommt überall im Gewebe vor, in allen Körperflüssigkeiten,

besonders in der Tränenflüssigkeit. Weitere Abwehrstoffe sind das C-reaktive Protein, das z. B. stark bei Patienten mit einer Lungenentzündung oder rheumatischem Fieber ansteigt, und Interferone, die von virusinfizierten Zellen gebildet werden und die Virusausbreitung hemmen.
Das Komplementsystem schließlich ist eine Familie von ca. 20 Enzymen, deren Aufgabe die Unterstützung anderer Zellen ist. Es wird zum unspezifischen Immunsystem gezählt, arbeitet aber auch mit den Zellen des spezifischen Systems zusammen.

Wichtige Bestandteile des spezifischen Immunsystems

Blutzellen

Die wichtigste Gruppe von Blutzellen im spezifischen Immunsystem sind die Lymphozyten, die zu den weißen Blutkörperchen gehören. Sie werden in B- und T-Lymphozyten unterteilt. B-Lymphozyten produzieren spezifische Antikörper auf spezifische Erreger. T-Lymphozyten sind auf die Zerstörung von Erregern spezialisiert. Ihre Untergruppen haben verschiedene

Funktionen: T-Killerzellen greifen Zellen, die virus- oder krebsbefallen sind, direkt an. T-Helferzellen helfen den B-Lymphozyten, Antikörper gegen Erreger zu bilden. T-Suppressorzellen wiederum unterdrücken unnötige oder überschießende Reaktionen der T-Helferzellen. T-Gedächtnis-(Memory-)Zellen speichern Information über Schadstoffe und Antigene.

Abwehrstoffe

Ein zweiter wichtiger Bestandteil des spezifischen Immunsystems sind die Immunglobuline. Sie stellen die Antikörper der spezifischen körpereigenen Abwehr dar. Es gibt fünf verschiedene Gruppen von Immunglobulinen: IgG, IgM, IgA, IgD und IgE.
Immunglobuline werden von den aus den B-Lymphozyten stammenden Plasmazellen gebildet. Sie können Antigene blockieren, indem sie mit ihnen unlösliche Komplexe bilden.

* * *

Diese ausführlichen Erklärungen sind nützlich, wenn es darum geht, die Immunantwort gezielt zu unterstützen.

Ablauf einer Immunantwort

Man sieht deutlich: Es steht eine ganze Batterie unterschiedlicher Zellen zur Verfügung, um in den Organismus eindringende Erreger unschädlich zu machen. Die bisherigen Ausführungen lassen erahnen, dass Immunantworten außerordentlich komplexe Vorgänge sind, die den Forschern immer noch viele Rätsel aufgeben.

Wie darf man sich nun nach derzeitigem Kenntnisstand eine Immunantwort – sehr vereinfacht – vorstellen?

Die **unspezifische Antwort** beginnt innerhalb von Sekunden nach dem Eindringen eines körperfremden Erregers. Die Makrophagen und Granulozyten erkennen den Erreger und lösen ihn mit Hilfe von Enzymen auf. Die unspezifische Abwehr ist der erste, wichtige Schritt in der Bekämpfung von Erregern. Bei einem schlechten Zustand des unspezifischen Systems kommt es zu erhöhter Infektanfälligkeit.

Bei manchen Erregern reicht die unspezifische Abwehr allein nicht aus, z. B. bei einigen Bakterienarten oder bei Viren. Hier hilft nur die gezielt auf den Eindringling abgestimmte **spezifische Immunantwort.** Wie schon beschrieben, wird sie aktiv, sobald ein Erreger das unspezifische Immunsystem überwunden hat. In einem eindrucksvollen Prozess werden ruhende Abwehrzellen durch den Kontakt mit dem „Eindringling" aktiviert und arbeiten in komplexen Vorgängen zusammen: Die B-Lymphozyten oder Plasmazellen produzieren große Mengen von Abwehrstoffen (Antikörper oder Immunglobuline) gegen den Eindringling. Diese Abwehstoffe sind hochspezifisch und erkennen bestimmte Strukturen auf der Oberfläche der Erreger. Sie passen zu den Infektionserregern wie ein Schlüssel ins Schloss, binden sich an die Erreger und leiten so deren Zerstörung ein.

Bei einer ersten Infektion kann die Produktion einer wirksamen Menge Antikörper einige Wochen dauern. Da aber gleichzeitig mit den Antikörpern so genannte Gedächtniszellen gebildet werden, ist der Körper in der Lage, sich an einen Erreger zu erinnern und bei einer erneuten Infektion mit dem gleichen Erreger in sehr kurzer Zeit große Mengen Antikörper zu bilden. Die Infektion wird nun sehr schnell und wirkungsvoll bekämpft.

Infekte und Infektanfälligkeit

Infekte

„Infekt“ ist der umgangssprachliche Ausdruck für eine Infektionskrankheit, d. h. eine durch das Eindringen körperfremder Stoffe (z. B. Bakterien, Viren, Pilze, Parasiten) in den Körper verursachte Erkrankung.

Umgangssprachlich wird unter einer „Grippe“ meist ein grippaler Infekt verstanden. Grippale Infekte dürfen nicht mit einer Grippe, d. h. einer Influenza, verwechselt werden. Bei der Grippe handelt es sich um eine gefährliche Infektionskrankheit, die notwendig der ärztlichen Betreuung bedarf.

Typischerweise leidet ein kleines Kind in den ersten zwei bis drei Lebensjahren deutlich häufiger an Infekten als ein Erwachsener: Es kann in diesem frühen Alter zu mehr als 10–12 Infekten, in der Kindergartenzeit zu mehr als 8–10 Infekten und in der Schulzeit dann zu mehr als 6–8 Infekten im Jahr kommen, ohne dass man schon von einer Infektanfälligkeit ausgehen muss.

In diesen Lebensjahren setzt sich das Immunsystem mit Krankheitserregern auseinander – es bildet mehr und mehr Abwehrmechanismen und Antikörper, um in Zukunft besser gegen Erreger gewappnet zu sein. Diese akuten Erkrankungen sind daher nicht als schädlich oder bedrohlich zu bewerten: Jede akute Krankheit stärkt den Organismus und macht ihn robuster.

Generell sollten Sie beachten:
Gehen Sie zum Arzt, wenn das Fieber steigt, starke Schmerzen, großes Schwächegefühl und Kreislaufbeschwerden auftreten und Ihre Selbstbehandlung keinen Erfolg zeigt.
Als Faustregel hat sich in der Praxis bewährt: Ist am dritten Tag keine Besserung erkennbar, so ist eine ärztliche Behandlung zwingend erforderlich.

Infektanfälligkeit

Eine Infektanfälligkeit bedeutet, wie der Name bereits sagt, eine erhöhte Anfälligkeit, an Infekten zu erkranken. Man „fängt sich schnell etwas ein." Kein Schnupfen, kein Magen-Darminfekt geht im Bekanntenkreis um, ohne dass er die eigene Gesundheit beeinträchtigt.

Die Therapie bei Infektanfälligkeit folgt zwei Strategien:

1. Die **Akuttherapie** befasst sich mit dem akuten Infekt. Sie zielt darauf ab, den Infekt zu überwinden und orientiert sich maßgeblich an den vorherrschenden Symptomen.
2. Die **Intervalltherapie** greift im symptomfreien („gesunden“) Intervall an. Sie orientiert sich nicht am Symptom, sondern zielt auf die Behandlung des gesamten Menschen ab. Von wesentlicher Bedeutung ist hier die Konstitution des Patienten, die es zu stabilisieren gilt. Wichtige Pfeiler einer derartigen Konstitutionstherapie sind
   - die Behandlung des Darmmilieus,
   - die Behandlung des Lymphsystems und
   - die Behandlung der Disposition.

Achtung: Die Behandlung, speziell die Konstitutionstherapie, sollte nicht in Eigenregie erfolgen, sondern unter Anleitung eines naturheilkundlich ausgebildeten Therapeuten.

Fieber

Die Körpertemperatur des gesunden Menschen kann stark variieren. Sie hängt z. B. vom Lebensalter, der Tageszeit, der allgemeinen Konstitution und bei Frauen vom Hormonstatus ab. Als Richtwerte können für gesunde Erwachsene folgende Angaben gelten:

- in der Achsel (axillar) oder unter der Zunge (sublingual) gemessen: 36–37 °C
- im After (rektal) oder im Ohr (aurikular) gemessen: 36,5–37,5 °C

Die so genannte Körperkerntemperatur wird am zuverlässigsten rektal oder aurikular gemessen. Von erhöhter Temperatur spricht man, wenn die Temperatur rektal höher als 38 °C ist, von hohem Fieber bei einer Temperatur über 39 °C rektal.

Die Kost von Fiebernden sollte fett- und eiweißarm sein. Wichtig ist eine ausreichende Flüssigkeitszufuhr. Man rechnet pro Grad Körpererhöhung einen zusätzlichen Flüssigkeitsbedarf von ½–1 Liter. Wenn ein akut Fiebernder wenig Appetit hat, sollte man ihn nicht zu sehr zum Essen drängen, allerdings aber zum Trinken anhalten.

Fieber stellt eine Abwehrmaßnahme des Körpers dar. Durch die Erhöhung der Körpertemperatur läuft der Stoffwechsel – auch das Immunsystem – „auf Hochtouren". Auch sind zahlreiche Krankheitserreger hitzeempfindlich.

Krankheitserreger

Viren gehören zu den kleinsten Krankheitserregern. Sie sind keine eigenen Lebewesen. Viren sind gewissermaßen die „Geheimagenten" unter den Krankheitserregern. Sie schleichen sich in den menschlichen Organismus ein und vermehren sich dort. Es ist schwierig, etwas gegen Viren zu unternehmen, da sie sich in unseren Körperzellen eingenistet haben! Die bekanntesten Viren sind Rhinoviren, die einen Schnupfen verursachen oder Adenoviren, die grippale Infekte verursachen. Es gibt unzählige andere Viren: Herpes, Warzen und Gürtelrose, Masern, Röteln und Windpocken sind z. B. bekannte virale Erkrankungen.

Antibiotika wirken nicht gegen Viren. Bisweilen werden Antibiotika aber gegeben, um eine durch Bakterien bedingte Zweitinfektion (Superinfektion) im Zuge einer viralen Infektion zu verhindern. Gegen die Viren selbst wird auch in der konventionellen Medizin häufig symptomatisch behandelt, d. h. eine Linderung der Beschwerden angestrebt.

Bakterien sind einzellige Kleinlebewesen, die sich durch Teilung vermehren. Bekannte Bakterien sind Streptokokken (z. B. der Erreger des Scharlach) oder Staphylokokken (z. B. Erreger von Haut- und Schleimhauteiterungen). Manche Bakterien produzieren Ausscheidungsgifte oder bilden Zerfallsgifte.

Bakterien lassen sich in der Regel mit Antibiotika behandeln. Diese wirken beispielsweise, indem die Hülle der Bakterien durch das Antibiotikum zerstört wird.

Neben den Viren und Bakterien gibt es zahlreiche andere Erreger, z. B. Chlamydien, Pilze, Amöben oder Parasiten.

Achtung: Der vorliegende Patientenratgeber befasst sich maßgeblich mit leichten Infekten und deren Vorbeugung. Bei anhaltenden oder schweren Krankheitszeichen und Beschwerden, nach einer Fernreise, wenn eine Krankheitswelle „umgeht“, bei Fieber und Kreislaufproblemen ist umgehend ein Arzt zu konsultieren.

Voraussetzungen für ein starkes Immunsystem

Ein starkes und einsatzbereites Immunsystem setzt voraus, dass wir uns wohl fühlen, zufrieden sind, uns ausreichend bewegen, gesund essen und gut und ausreichend schlafen. Wer noch einen Schritt weitergehen möchte, kann naturheilkundliche Maßnahmen zur Abhärtung ergreifen. Über allem aber steht das rechte Maß, die Harmonie von Körper, Geist und Seele.

Zufriedenheit und Stressmanagement

Alle großen Systeme der Heilkunde – ob die antike griechische Medizin, die tibetische, indische oder chinesische Medizin, und alle großen Heiler von Hippokrates über Paracelsus, Samuel Hahnemann bis zu Pfarrer Sebastian Kneipp – wussten und wissen, wie wichtig der seelische Zustand eines Menschen für seine Gesundheit ist. In all diesen Lehren der Heilkunde werden daher seelische Spannungen, Kummer

und Belastungen als wichtige Krankheitsfaktoren berücksichtigt.
Auch die Therapie bezieht bei jeder Krankheit die seelisch-emotionale Ebene mit ein. Sebastian Kneipp hat die „innere" Ordnung explizit in seine Ordnungstherapie integriert.
Moderne wissenschaftliche Erkenntnisse zeigen uns, dass die Psyche einen unmittelbaren Effekt auf das Immunsystem hat. Menschen mit einem hohen Maß an Wohlbefinden bilden auch vermehrt Abwehrstoffe.
Eine wichtige Rolle in diesem Zusammenhang spielt der Umgang mit Stress verursachenden Faktoren. Immer dann, wenn wir unsere Umwelt, andere Menschen oder Veränderungen als Bedrohung empfinden, befinden wir uns in einem leistungsorientierten Zustand, in dem keine Erholung stattfindet.
Das Immunsystem wird durch diesen „fight-or-flight"-Zustand erschöpft. Daher ist es wichtig, ausreichend Erholungsphasen und Pausen einzulegen, aber auch, Gelassenheit im Umgang mit unserer Umwelt zu üben und die eigenen Gedankenmuster regelmäßig zu überprüfen.

Bewegung

Viele von uns verbringen den Morgen und den Nachmittag in sitzender Position – am Rechner oder am Schreibtisch. Umso wichtiger ist es, in der Mittagspause, nachmittags oder abends ein wenig Bewegung einzuschieben. Dies kann schon ein kurzer Spaziergang sein.

Bewegung stärkt das Immunsystem. Mindestens dreimal wöchentlich 30–45 Minuten gemäßigter Ausdauersport (Spazierengehen, Walken, Fahrradfahren) erhöht die Anzahl von T-Helferzellen nachweislich: Die Infektanfälligkeit lässt nach, das allgemeine Wohlbefinden wird deutlich gesteigert.

Vorsicht: Bewegung ist gut! Bewegung an frischer Luft und Tageslicht ist besser – mäßig, aber regelmäßig! Also: nicht übertreiben! Extreme körperliche Belastung kann das Immunsystem belasten – dies legen Beobachtungen an Hochleistungssportlern nahe.

Ernährung

Zahlreiche Lebensmittel helfen in der kalten Jahreszeit bei der Vorbeugung eines Infektes:

- **Brokkoli** und andere **Kohlarten** enthalten Senfölglykoside, welche die Gesundheit nachweislich stärken und keimmindernd wirken. Im Winter bieten sich Kohlgerichte an. Beim regelmäßigen Verzehr von rohem Sauerkraut wird aufgrund der Milchsäure zusätzlich die Darmflora aufgebaut. Auch Rettich, Senf, Kresse und Meerrettich enthalten Senfölglykoside.
- **Knoblauch** und **Zwiebel** enthalten schwefelhaltige Verbindungen, die als natürliche Antibiotika gelten. Nicht umsonst gibt es zahlreiche Hausmittel gegen Infekte und Erkältungen, die Zwiebel und Knoblauch einsetzen, gerne in Kombination mit Zitrone.
- **Zitrone** ist Vitamin C-haltig. Bitte beachten Sie, dass Vitamin C nicht erhitzt werden sollte. Bei einer „heißen" Zitrone sollte das Wasser bereits deutlich abgekühlt sein, bevor man Zitronensaft und Honig dazugibt.
- **Honig** ist ein vielseitig einsetzbares Heilmittel, das in keinem Haushalt fehlen sollte. Tra-

ditionell wurde Honig zur Stärkung und Abwehrsteigerung eingesetzt. Auch Propolis-Kuren während der dunklen Jahreszeit sind bewährt. Kaufen Sie Honig, wenn möglich, direkt beim Imker.

Die folgende Übersicht zeigt weitere Lebensmittel und darin enthaltene Vitamine und Spurenelemente, die vor Infekten schützen können. Bauen Sie sie nach Neigung und Verträglichkeit in Ihren Speiseplan ein!

Vitamine

Vitamin A	
Vorkommen in pflanzlichen Produkten	**Vorkommen in tierischen Produkten**
Als Vorstufe in Lebensmitteln, die reich an Betacarotin sind, z. B. Süßkartoffeln, Karotten, Honigmelonen, Aprikosen (auch Trockenaprikosen), Pfirsiche, rote Paprika, Spinat	Eier, Vollmilch, Butter
Achtung: Vitamin A reichert sich im Organismus an – Konsum in Maßen	

Vitamin B1	
Vorkommen in pflanzlichen Produkten	**Vorkommen in tierischen Produkten**
Bierhefe, Vollkornerzeugnisse, Hafermehl und -flocken, Sonnenblumenkerne, Pistazien, Weizenkeime, Hülsenfrüchte, grüne Erbsen, Kartoffeln, Kräuter	Fisch (Flunder, Scholle)
Vitamin B2	
Bierhefe, Vollkornprodukte, Champignons, Spinat, Vollkornprodukte, Haferflocken	Eier, Vollmilch und Milchprodukte, Fleisch, Fisch (Makrele, Seelachs)
Vitamin B6	
Kartoffeln, Vollgetreide, Bananen, Linsen, Bierhefe, Spinat, Avocado, Ölsaaten, Walnüsse, Cashewnüsse,	Geflügel, Fisch (Sardine, Makrele)
Vitamin B9 (Folsäure)	
Weizenkeime, Rote Bohnen, Sojabohnen, Weizenkleie, Spinat, Brokkoli, grünes Blattgemüse, Bierhefe, Rote Bete, Walnüsse, Mais	Milchprodukte

Achtung: Folsäure ist wasserlöslich: Gemüse nur kurz waschen und Kochwasser mitverwenden!

Vitamin B12	
Vorkommen in pflanzlichen Produkten	**Vorkommen in tierischen Produkten**
	Eier, Vollmilch und Milchprodukte (Camembert, Emmentaler), Fleisch, Fisch (Lachs)
Achtung: Vitamin B12 kann nur bei guter Magenfunktion aus der Nahrung aufgenommen werden. Die Aufnahme bedarf des vom Magen produzierten „intrinsic factor".	
Vitamin C	
Acerola, Papaya, Brokkoli, Rosenkohl, Orangen, Erdbeeren, grüne Paprikaschoten, Grapefruit, Kartoffeln, schwarze Johannisbeeren, Kiwis	
Vitamin D	
Champignons, Steinpilze, Pfifferlinge	Eier, Vollmilch und Milchprodukte, Fisch (Lachs, Hering, Sardinen, Bückling)
Achtung: Wichtig ist der Aufenthalt am Tageslicht, da dies die Vitamin D-Produktion in der Haut fördert.	

Spurenelemente

Magnesium	
Vorkommen in pflanzlichen Produkten	**Vorkommen in tierischen Produkten**
Grüne Gemüsesorten und Kräuter, Weizenvollkorn, Weizenkeime, Weizenkleie, Sonnenblumenkerne, Walnüsse, Haselnüsse, Mandeln, Erdnüsse, Schokolade, Linsen, Bananen, Rosinen, Pilze, Sojamehl, Gerste, Reis (unpoliert)	
Zink	
Linsen, gelbe Erbsen, Weizenvollkorn, weiße Bohnen, Weizenkleie, Mais, Haferflocken, Weizenvollkornbrot, Kartoffeln, Nüsse	Eier, Milchprodukte, Fleisch, Fisch
Achtung: Schwarzer Tee und Kaffee hemmen die Zinkaufnahme	

Schlaf

Ein gesunder, erholsamer Schlaf ist von großer Bedeutung für Gesundheit und Wohlbefinden:

Der Schlaf ist die Zeit der Erholung, alle Körpersysteme regenerieren jetzt. Es lohnt sich immer, sich mit dem eigenen Schlaf zu befassen: Ein Drittel unseres Lebens verbringen wir schlafend. Schlafhygiene in Verbindung mit Entspannungsverfahren hat sich als wirksames Mittel für erholsamen Schlaf erwiesen.
Eine relativ einfache Übung, die Entspannung und guten Schlaf fördert, ist die „Atemverlangsamung“ (aus: M. Elies, A. Kerckhoff, U. Koch: *Schlafstörungen*, Essen: KVC 2017).

Legen Sie sich bequem hin, gegebenenfalls im Bett, und beobachten zunächst Ihren Atemfluss. Beginnen Sie nun, bei der Ein- und Ausatmung zu zählen, z. B. Einatmung: 1, 2, 3, Ausatmung: 1, 2, 3. Haben Sie dies ein Weilchen getan, beginnen Sie langsam, die Ausatmung zu verlängern, z. B. auf 1, 2, 3, 4 (5). Die Länge der Einatmung bleibt unverändert. Achten Sie darauf, dass der Atemfluss leicht und fließend bleibt und Sie kein Gefühl von Anstrengung oder Atemnot bekommen. Durch die Verlangsamung des Ausatmens – dies sollte sich immer leicht und zwanglos anfühlen –, wird die Neigung einzuschlafen begünstigt, denn das Einschlafen geschieht während der Ausatmung.

Abhärtung

Sauna

Abhärten bedeutet, dass sich der Organismus den wechselnden äußeren klimatischen Bedingungen besser anpassen kann. Dies ist vor allem eine Frage der Blutgefäße: Bei Wärme erweitern sie sich, bei Kälte ziehen sie sich zusammen. Die Blutgefäße haben eine Muskelschicht, die sich als Ringmuskel zusammenziehen oder ausdehnen kann. Alle Wechselanwendungen mit Wärme und Kälte – wie dies in der Sauna geschieht – trainieren somit die Blutgefäße. Kommt es dann wirklich zu einer Kältewelle oder nasskaltem Wetter, können die Blutgefäße besser auf dieses Klima reagieren, ohne dass unsere Füße und unsere Nase kalt werden und wir uns in Folge eine Erkältung „einfangen".

Die Sauna stellt einen Wärmereiz durch heiße Luft (bis zu 100 °C) dar, auf den ein Kältereiz folgt. Nach einer Ruhepause wird der Saunagang ein- oder sogar zweimal wiederholt.

Die Sauna bewirkt – vorausgesetzt, die Saunagänge werden richtig durchgeführt und enthalten ausreichende Pausen – eine Abhärtung und Steigerung der Abwehrkraft. Die wechselnden

Temperaturen trainieren die Muskulatur der Blutgefäße, durch den Schweiß wird die Hautausscheidung verbessert, was wiederum dem Haut-Schutzmantel zugutekommt.

Vorsicht: Auf einen Saunabesuch sollte verzichtet werden, wenn Sie unter einem akuten Virusinfekt, akut entzündlichen Erkrankungen, schweren Herz-Kreislauferkrankungen, Nierenerkrankungen oder Schilddrüsenüberfunktion leiden. Fragen Sie im Zweifelsfall Ihren Arzt.

Wasseranwendungen

Heiß-kalte Wechselanwendungen stellen in der Kneippschen Wassertherapie die stärksten Reize dar. Hat man damit noch keine Erfahrungen gesammelt, empfindet das als zu intensiv, oder fehlt schlichtweg die Zeit, kann man sich zuhause schrittweise abhärten:

- Zunächst beginnt man mit zehn Kniebeugen am offenen Fenster (keine Zugluft!) dann kann man, falls vorhanden, morgens und abends eine Runde barfuß über den Rasen gehen („tautreten"). Auch der tägliche Spaziergang mit dem Hund ist eine gute Abhärtung.

- Der nächste Schritt ist das Kneippsche Wassertreten, ebenfalls zweimal täglich: abends kaltes Wasser (14–16 °C) knöchel- bis knapp unterkniehoch in die Duschwanne laufen lassen, darin umherlaufen „wie der „Storch im Salat", bis die Füße kalt werden (ca. 1–2 Minuten), Wasser abstreifen und Wollsocken anziehen. Das Wasser über Nacht in der Wanne lassen und morgens mit dem Storchengang den Tag starten. Diese Maßnahme ist auch ein gutes Venentraining.
- Bei guter Verträglichkeit bieten sich als nächste Steigerung die täglichen Wechsel-Arm- oder -Fußbäder, sozusagen die kleinen Schwestern der Sauna, an. Dabei werden (bei kalten Füßen) die Arme bis zum Ellenbogen oder (bei warmen Füßen) die Beine bis knapp unter die Knie im Sitzen für ca. 3 Minuten in warmes Wasser gehalten (Vorsicht beim Krampfaderleiden, hier Badetemperatur nicht über 30 °C) und dann für ca. 5 Sekunden in einen zweiten Eimer mit kaltem Wasser getaucht. Ein solcher Durchgang wird dreimal wiederholt.
- Bereitet auch diese Anwendung keine Schwierigkeiten mehr, kann man diese

Wechselbäder auf den ganzen Körper ausdehnen, indem man nach dem warmen Duschen noch einmal kurz kalt duscht. Dabei den Wasserstrahl von der Peripherie (Hände, Füße) zur Körpermitte führen, also z. B. rechter Arm, rechtes Bein, linkes Bein, linker Arm, immer außen anfangen. Danach den Körperstamm, dabei die Nierenregion aussparen. Bei warmen Füßen ist es auch eine praktikable Lösung, die Unterschenkel kurz kühl abzubrausen. Danach gleich abtrocknen und Füße bewegen, bis sie wieder warm sind.

Maßnahmen für ein starkes Immunsystem

Neben den schon geschilderten Voraussetzungen für ein starkes Immunsystem können Sie Tag für Tag eine Politik der kleinen Schritte betreiben, um Ihr Immunsystem weiter zu stärken. Ein gesunder Tag kann z. B. folgende Elemente enthalten:

- Vor dem Frühstück: Ölziehen (Ölkauen)
- Bei der Morgentoilette: Nasendusche
- Morgens: ein Esslöffel Sanddornsaft, Leinöl (oder Lebertran)
- Vormittags: ein Apfel
- zwischendurch: Ingwer
- Mittags: ein kurzer Mittagsschlaf
- Nachmittags: Bewegung, z. B. ein Spaziergang
- Abends: ein warmes Fußbad

Die beschriebenen Maßnahmen wirken vor allem, wenn sie regelmäßig durchgeführt werden. Sie sorgen für eine Ordnung des Tagesablaufs, die unserer Gesundheit außerordentlich zugutekommt.

Ölziehen

Das Ziehen, Kauen oder Spülen mit Sonnenblumenöl stammt vermutlich aus der ukrainischen Volksmedizin. Beim „Ölziehen“ wird ein Teelöffel bis ein Esslöffel Sonnenblumenöl (oder ein anderes reines Pflanzenöl) im Mund für ca. 10–15 Minuten durch die Zähne gesogen. Das Öl emulgiert mit der Zeit, es wird weißlich und dünnflüssig. Nach dem Ausspucken muss die Mundhöhle gründlich mehrmals mit Wasser gespült werden. Auch eine Reinigung der Zähne mit der Zahnbürste ist sinnvoll. (Es gibt sogar Zahnärzte, die das Zähneputzen mit Öl statt Zahnpasta empfehlen). Die Spülung wird am besten morgens vor dem Frühstück vorgenommen. Wenn man das nicht schafft, ist es immer noch besser, im Laufe des Tages oder abends die Anwendung durchzuführen als gar nicht.

Die Mundhöhle stellt die wichtigste Pforte für Krankheitserreger aus der Umwelt dar. Eine Vielzahl von Mikroben ist hier vorhanden, bei jedem von uns. Das Öl vermag als Fett zunächst die fettlöslichen Erreger und ihre Stoffwechselprodukte zu binden. Durch die Bewegung des Öls werden Zähne und Zahnfleisch einschließlich Zahnfleischtaschen mechanisch gespült. Daneben verwandelt sich das Öl allmählich in eine Emulsion, ein Wasser-Fettgemisch. Nun ist es in der Lage, auch wasserlösliche Erreger, deren Stoffwechselprodukte und andere Gifte zu binden und entgiftet somit auf zweifache Weise. Zudem werden vermutlich die Speicheldrüsen in ihrer Tätigkeit angeregt, was ebenfalls zu einer verstärkten Reinigung des Mundraumes beiträgt.

Nasenspülung

Die Nasenspülung mit Salzwasser dient der mechanischen Reinigung der Nasengänge von Verkrustungen, Pollen, Staub und Schadstoffen, die die Gesundheit belasten, zu Erkältungen führen und natürlich insbesondere Allergikern zu schaffen machen. Daneben wird die Durchblutung in der Nasenschleimhaut angeregt, das Salz wirkt desinfizierend.

Die Salzlösung, mit der die Nase gespült wird, sollte isotonisch (0,9 %) sein, d. h. weder über noch unter der im menschlichen Organismus vorherrschenden Konzentration sein. Eine derartige Konzentration ist optimal, da sie weder die Nasenschleimhaut austrocknet (wie bei einer zu hohen Konzentration) noch zu einem Anschwellen der Nasenschleimhäute führt (wie bei einer zu niedrigen Konzentration). Empfohlen wird eine lauwarme Wassertemperatur.

Nasenspülung
Man kann sich das Salzwasser selbst mischen (für größere Kinder oder Erwachsen: eine kleinen Messerspitze Salz auf einen EL Wasser oder 1/3 TL Salz auf 1/4 Liter Wasser) und aus der hohlen Hand oder einem Becher durch die Nasenlöcher „hochziehen". Wichtig ist dabei, die Zunge nach oben an den Gaumen anzulegen, weil damit verhindert wird, dass das Salzwasser hinten in den Rachen läuft.

Angenehm und praktisch in der Handhabung ist eine Nasendusche, die z. B. in Kombination mit Portionsbeuteln Emser Salz angeboten wird. Das Emser Salz enthält über 20 Mineralstoffe und Spurenelemente und ist somit dem Kochsalz oder Meersalz vorzuziehen.

Sanddorn

Sanddorn enthält außerordentlich viel Vitamin C. Vitamin C (Ascorbinsäure) ist für die Herstellung des Kollagens, einer wesentlichen Substanz

für Gewebe, Haut, Knochen, Bänder und die elastischen Strukturen des Bindegewebes erforderlich. Es ist für eine gute Wundheilung wichtig und stärkt die Abwehrkräfte des Organismus gegen Infektionen.
Zudem ist Vitamin C ein wichtiger Radikalfänger. Freie Radikale sind chemisch aggressive Stoffe, die in unserem Organismus entstehen oder von außen auf den menschlichen Organismus einwirken und Zellstrukturen angreifen und zerstören. Ihre Entstehung wird z. B. durch Alkohol, Rauchen, radioaktive und UV-Strahlung, ihre Beseitigung durch Radikalfänger wie das Vitamin C begünstigt.
Sanddorn ist in verschiedenen Formen in gut sortierten Drogeriemärkten erhältlich. Der Muttersaft ist sauer, kann jedoch gut mit einem Löffel Honig kombiniert werden. Daneben gibt es bereits mit Honig gesüßte Fruchtsoßen, die sich sehr gut für Desserts, z. B. mit Joghurt und Walnüssen, eignen.

Lebertran und Leinöl

Lebertran ist in der Volksmedizin ein Infektschutz mit langer Tradition. Lebertran ist ein aus

Fischleber insbesondere von Dorsch oder Kabeljau gewonnenes Öl. Es enthält mehrfach ungesättigte Omega-3-Fettsäuren, die Vitamine A und D. Vitamin A ist wichtig für die Augen, Vitamin D für die Knochen. Daher wurde Lebertran in der traditionellen Heilkunde auch bevorzugt zur Vorbeugung von Rachitis (Knochenerweichung) eingesetzt.

Omega-3-Fettsäuren haben einen günstigen Einfluss auf die Blutfette. Zusätzlich zeigen Omega-3-Fettsäuren leicht blutdrucksenkende, gefäßerweiternde, antientzündliche und immunmodulierende Eigenschaften. Damit eignet sich Lebertran auch zur Vorbeugung von Herzerkrankungen.

Heute wird Lebertran in Form von geruchs- und geschmacksneutralen Kapseln angeboten. Wer Lebertran einnehmen möchte, sollte dies zur Infektprophylaxe in allen Monaten mit einem „r" tun, also von September bis April. Die Dosierung der Kapseln erfolgt nach dem Beipackzettel.

Fischöle sind eine sehr gute Quelle für Omega-3-Fettsäuren. Nicht unerwähnt bleiben sollten aber Gründe, die gegen die Aufnahme von Fischölen sprechen. Dies sind in erster Linie der Tierschutz und die Überfischung der Meere, in zweiter Linie die mögliche Belastung von fettem Seefisch mit Schwermetallen und Umweltgiften.

> **Achtung:** Bitte besprechen Sie die Einnahme von Lebertrankapseln in jedem Fall mit Ihrem Arzt. Es gibt einige Gegenanzeigen.
> Nicht eingenommen werden sollten die Kapseln u. a. bei Nierenfunktionsstörungen, erhöhtem Kalziumspiegel im Blut oder gleichzeitiger Einnahme von Vitamin D-haltigen Arzneimitteln.
> Besondere Vorsicht gilt bei vorhandenen Nierensteinen und in der Schwangerschaft (es kann zu einer Vitamin A- und Vitamin D-Überdosierung kommen). Auch wer bereits fortgeschrittene Herzerkrankungen hat, sollte auf Fischöl verzichten.

Ein hochwertiges und gesundes Öl ist das Leinöl, das besonders reich an mehrfach ungesättigten Fettsäuren ist. Diese Fettsäuren unterstützen nicht nur die Abwehr, sondern wirken zudem günstig auf die Hormonproduktion, auf Entgiftung, Zellstoffwechsel, Gelenke und Haut. Alternativ zum Lebertran kann man täglich 1 TL Leinöl einnehmen, am besten zum Frühstück ins Müsli oder separat. Ein beliebtes Rezept sind Pellkartoffeln mit Quark und Leinöl – in Zeiten erhöhter Infektanfälligkeit sehr zu empfehlen.

Leinöl kann einen ausgeprägten Eigengeschmack annehmen. Frisches, hochwertiges Leinöl ist im Geschmack allerdings relativ neutral bis bitter-nussig.

> **Vorsicht:** Leinöl und andere Lebensmittel, die reich an Omega-3-Fettsäuren sind (Hanföl, Rapsöl), werden schnell ranzig. Bitte dunkel, kühl und nicht zu lange aufbewahren.
> Diese hochwertigen Öle dürfen auch nicht zum Braten verwendet werden.

Apfel

Am Vormittag eine kleine Zwischenmahlzeit einzulegen, ist sinnvoll, damit der Blutzuckerspiegel nicht in den Keller sackt. Auch hier kann es zur lieben Gewohnheit werden, ein Stück Obst zu essen, am einfachsten einen Apfel. Wichtig dabei: Der Apfel sollte aus biologischem Anbau kommen und nicht gespritzt sein oder sehr gut gewaschen, aber nicht geschält werden. Denn die wichtigsten Inhaltsstoffe sitzen in und unter der Schale.
Ein Apfel enthält insgesamt ca. 20 Vitamine und Mineralstoffe, daneben für die Verdauung wichtige Ballaststoffe (pro Apfel ca. 4 g), davon in

etwa zu einem Drittel den Quellstoff Pektin. Ballaststoffe werden unverdaut wieder ausgeschieden. Sie vergrößern den Darminhalt. Dadurch wird die reflexartig funktionierende Weiterbewegung des Darminhaltes durch die Darmmuskulatur angeregt und damit die Verdauung angekurbelt – ganz ohne Abführmittel.

Ingwertee

Die Ingwerwurzel enthält Scharfstoffe und ätherisches Öl. Diese Inhaltsstoffe wirken anregend auf die Verdauung und auf die Abwehrkräfte.
In der chinesischen Medizin gilt der Ingwer vor allem als eine erwärmende Pflanze, die kältebedingten Erkrankungen entgegenwirkt. Zudem wird der Ingwer dem Metallelement zugeordnet. Zum Metallelement (Lungen- und Dickdarmmeridian) gehören die Atemwege und die Verdauung sowie die Haut als Schutzorgan.
Ingwer ist also gut geeignet, um in der kalten Jahreszeit innerlich zu wärmen und das Immunsystem gegen Infekte der Atemwege zu stärken.

Für die tägliche Abwehrstärkung ist Ingwertee (ein paar Scheiben frische Ingwerwurzel auf einen Liter Wasser) geeignet, bei drohendem Infekt wird höher dosiert (s. u.).

Ingwertee bei drohendem Infekt
Schälen Sie ein etwa daumengroßes Stück frische Ingwerwurzel und raspeln Sie es auf einer feinen Reibe. Mit einem Liter kochendem Wasser übergießen, zugedeckt ca. 10 Minuten ziehen lassen, abseihen, mit Honig süßen. Kindern schmeckt das Rezept besser, wenn es nicht ganz so scharf ist. Deshalb Ingwerwurzel nicht reiben, sondern in dünne Scheiben schneiden, aufbrühen, etwas kürzer ziehen lassen, leicht abkühlen lassen, dann den Saft von zwei Zitronen zugeben und mit Honig süßen.
Ingwertee schmeckt sehr gut mit Limettensaft. Wer unterstützend noch die Wirkung von Heilpflanzen nutzen möchte, kann auch 1 TL Melissenblätter mit in den Tee geben. Die Kombination mit Holunderblütensirup regt den Hautstoffwechsel zusätzlich an.

Es ist auch empfehlenswert, verstärkt mit Ingwer zu kochen, wobei sich Ingwer sehr gut mit

Knoblauch ergänzt. Ingwerkonfekt, insbesondere in Kombination mit Bitterschokolade, ist gerade im Winter eine gesunde Süßigkeit.
Noch einfacher ist es, immer wieder gefriergetrocknete Ingwerstückchen zu kauen.

Mittagspause

Wenn möglich, sollte auch an eine Mittagspause oder gar einen kurzen Mittagsschlaf gedacht werden – eine halbe Stunde ist wunderbar, manche kommen auch mit einem kurzen Nickerchen von 10–15 Minuten aus und fühlen sich danach rundum erfrischt.
Wir wissen heute, dass jeder Mensch einen „Biorhythmus" hat, d. h. einen täglichen Rhythmus von leistungsstarken und leistungsschwachen Zeiten. Es gibt zwar unterschiedliche Typen mit unterschiedlichen Leistungskurven; generell kann man jedoch sagen, dass im normalen Arbeitsalltag der frühe Vormittag eine besonders leistungsstarke Zeit ist. In der Mittagszeit kommt es zu einem Leistungsabfall, insbesondere, wenn es um diese Uhrzeit eine warme Mahlzeit gibt. Wer sich in dieser Zeit ausruht, erweist seiner Gesundheit einen großen Dienst.

Warme Leberauflage

Wer zuhause arbeitet, kann – während der Mittagspause – auch daran denken, eine warme Leberauflage durchzuführen.

Leberauflage

Zunächst heißes, aber nicht kochendes Wasser in eine Wärmflasche füllen (nur halb voll, Luft ausdrücken, Verschluss prüfen) und ein Frotteetuch und ein Wolltuch bereitlegen. Dann falten Sie ein Leinen- oder Baumwolltuch auf DIN A4-Größe, tauchen das Tuch in heißes Wasser und wringen es anschließend gründlich aus. Sie legen sich mit freiem Bauchbereich auf den Rücken, platzieren die feucht-heiße Kompresse auf dem rechten Oberbauch und schlagen das Frotteetuch und das Wolltuch nacheinander darüber. Legen Sie nun noch die Wärmflasche darüber und ruhen 20–30 Minuten.

Die Leberauflage steigert die Durchblutung der Leber und damit ihre Funktionsfähigkeit. Die Leber ist unser wichtigstes Entgiftungsorgan. Sie produziert zudem die für die Fettverdauung erforderliche Gallenflüssigkeit. Wenn die Leber nicht richtig arbeitet, funktionieren die Verdauung, die Ausscheidung von Abfallstoffen und

die gesamte Blutreinigung nicht richtig. Hinweise für eine Leberbelastung oder -funktionsschwäche sind z. B. anhaltende Müdigkeit, eine belegte Zunge, Augenringe, Blähbauch, Übergewicht, Mundgeruch.
Statt Wasser können Sie auch Schafgarbentee für die Tuchkompresse verwenden. Die Schafgarbe ist eine Heilpflanze, deren Inhaltsstoffe die Verdauung anregen. Ihre ätherischen Öle wirken über die Haut reflektorisch auf den Leberstoffwechsel. Schafgarbe ist auch sehr gut bei Wechseljahresbeschwerden und damit zusammenhängenden Infekten.

Schafgarbenkrauttee
1 Esslöffel Schafgarbenkraut (Apothekenware verwenden) mit ¼ Liter kochenden Wasser überbrühen, 10 Minuten zugedeckt ziehen lassen, abseihen.

Warmes Fußbad

Abends ist als tägliche Routine ein warmes Fußbad genau das Richtige, um innerlich abzuschalten und dem Körper noch einmal durch die warmen Füße die notwendige Bettschwere zu geben.

Ein warmes Fußbad mit körperwarmem Wasser und etwa 10–15 Minuten Dauer beugt einer Erkältung vor und hilft bei Erschöpfung.
Geeignete Badezusätze sind Meersalz oder Natron. Beide Zusätze wirken hautausleitend und entsäuernd. Ein Schuss Apfelessig hat eine erfrischende Wirkung.

Vorsicht mit zu warmem Wasser bei Krampfaderleiden und Nervenschäden an den Beinen (Polyneuropathie, z. B. bei Diabetes), 30 °C sind hier genug!

Zum Thema warme Füße abschließend eine kleine Mediziner-Anekdote: Der holländische Arzt Boerhave hinterließ 1738 bei seinem Tode ein versiegeltes Päckchen mit der Aufschrift: „Die einzigen und tiefsten Geheimnisse der ärztlichen Kunst." Es wurde für 10.000 Gulden ersteigert und enthielt einen Zettel: „Halte den Kopf kühl, die Füße warm und den Leib offen! Dann kannst Du aller Ärzte spotten."

Fußmassage

An den Fußsohlen befinden sich Zonen (so genannte Reflexzonen), die in Verbindung zu Körperregionen und Organen stehen.

Eine abendliche kurze Massage des Fußes und der gesamten Fußsohle kann die Organfunktionen unterstützen. Möchte man gezielt ein bestimmtes Organ stärken, so wird bevorzugt die entsprechende Region massiert. Im Fall von Atemwegsinfekten wäre dies der Vorderfuß mit den Zehen, da sich hier die Reflexzonen für die Lunge und die Nasennebenhöhlen befinden.
Der Nierenbereich ist nicht nur interessant für die Behandlung bei akuten Harnwegsinfekten. Nach der chinesischen Medizin steht die Niere für die elementare Lebensenergie. Die Nierenenergie ist geschwächt, wenn wir erschöpft oder ängstlich sind und ständig frösteln. Vor diesem Hintergrund bietet sich eine Massage des entsprechenden Areals auch bei allgemeiner Erschöpfung an.
Eine sanfte Massage der Füße und Fußsohlen kann auch von Anfängern durchgeführt werden. Für eine bewusste Behandlung der Reflexzonen ist es jedoch sinnvoll, die Grifftechnik und -stärke (nicht übertreiben!) unter Anleitung zu lernen. Man kann – und sollte – auch einen professionell ausgebildeten Therapeuten aufsuchen.

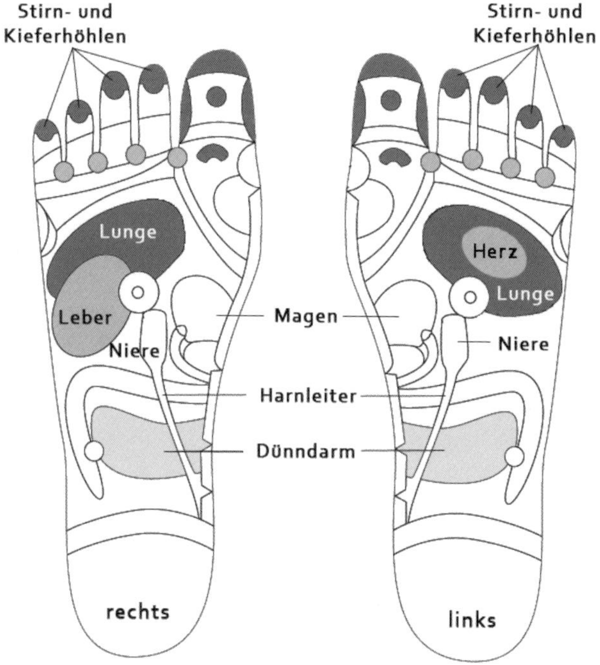

Fußreflexzonen

Gezielte Vorbeugung

Selbsthilfe

Geht eine Erkältungswelle um, sind Freunde, Bekannte und Kollegen verschnupft und „vergrippt“, so kann man zusätzlich zu den bereits genannten Empfehlungen Maßnahmen ergreifen, um sich verstärkt vor Ansteckung zu schützen.

Emser Pastillen

Emser Pastillen bestehen aus Emser Salz. Dieses Salz enthält im Vergleich zum Kochsalz zahlreiche Mineralien. Salzpastillen bei Husten und Heiserkeit oder auch zur Vorbeugung zu lutschen, ist sinnvoll und schmeckt. Zudem führt man nicht, wie bei zahlreichen Kräuterbonbons, kontinuierlich Zucker zu. Salz wirkt desinfizierend – das wissen wir, seitdem Salz zur Konservierung von Lebensmitteln verwendet wird. Die Anwendung von Salz in der Heilkunde hat eine lange Tradition.

Beim Lutschen von Salzpastillen wird die Rachenschleimhaut mit Salz benetzt. Das Salz zieht

Sekret aus den Schleimhautzellen nach außen und regt die Schleimhaut an, neues Sekret zu produzieren. Damit bewirkt das Lutschen eine gewisse „Ausleitung" von Körperflüssigkeiten insbesondere in einem Bereich – dem Rachen – der durch die Besiedelung mit zahlreichen Keimen gekennzeichnet ist.
Ergänzend sei auf das Emser Nasenspray und die Emser Inhalationslösung durch die Nase wie auch die Emser Nasensalbe hingewiesen.

Magnesium

Magnesium ist nach Kalzium das zweitwichtigste Mineral innerhalb der Zellen. Mehrere hundert Enzyme im Körper brauchen Magnesium, um zu funktionieren. Magnesium ist erforderlich für die Weiterleitung von elektrischen Impulsen, beispielsweise an Muskeln, Nerven und dem Herz. Einen Mangel an Magnesium erkennen wir u. a. an Fuß- und Wadenkrämpfen, Kopfschmerzen, Konzentrationsstörungen, Reizbarkeit, Unruhe, Herzklopfen, Taubheit an Händen und Füßen. Natürliche Magnesiumquellen sind z. B. Vollwertgetreide, Nüsse, Hülsenfrüchte oder Soja (siehe Tabelle S. 24).

In Belastungssituationen kann Magnesium gut als Brausetablette eingenommen werden. Bei Magnesiummangel und Schlafstörungen wird Magnesium eher abends eingenommen, Sportler nehmen Magnesium nach dem Sport, ansonsten ist die optimale Zeit für die Magnesium-Zufuhr der späte Nachmittag (17:00 Uhr).

Zink

Zink ist für das Wachstum nötig, die Zellbildung, den Hormonhaushalt und – in unserem Zusammenhang wichtig – für die Ausbildung und Funktion des Immunsystems. Es ist Bestandteil eines Hormons, das für die Reifung der T-Zellen verantwortlich ist. Diese haben, wie oben beschrieben, wichtige Aufgaben im unspezifischen Immunsystem.

Zink ist in Eiern, Milch, Käse und Fisch enthalten (siehe Tabelle S. 24). Tierisches Zink wird auch gut über den Darm aufgenommen.

Bei Zinkmangel kann es u. a. zu Wundheilungsstörungen, Infektanfälligkeit und Schädigung der Schleimhäute kommen, aber auch zu Durchfall, Haarausfall oder Depressionen. Bei Diabetes (Zuckerkrankheit) wird häufig ein Zinkmangel

beobachtet. Menschen mit akuten Infekten brauchen vermehrt Zink.
Bei einem akuten Infekt können Sie das Immunsystem mit der Einnahme von Zink in Form einer Brausetablette unterstützen. Zink eher abends einnehmen, da es auch entspannend wirkt. Die Zinkeinnahme sollte mit dem behandelnden Arzt besprochen werden.

Spenglersan Kolloid G

Spenglersan Kolloid G ist ein so genanntes immunbiologisches Konstitutionsmittel nach Dr. med. Carl Spengler. Es enthält homöopathisch aufbereitete Krankheitserreger (Antigene D9 aus verschiedenen Viren- und Bakterienstämmen). Es stellt damit eine homöopathische Immunstimulation dar. Spenglersan Kolloid G wird bei akuten Infektionen, Erkältungskrankheiten, Grippe, Angina, Hautkrankheiten, Furunkulose und Entzündungen empfohlen (Packungsbeilage beachten). Zur Vorbeugung empfehlen wir folgendes Vorgehen:

Morgens 1–2 Sprühstöße Spenglersan Kolloid G in die Ellenbeuge einreiben.

Vorbeugung durch den Therapeuten

Die oben beschriebenen Maßnahmen bieten sich zur Selbstbehandlung an. Gerade bei einer Infektanfälligkeit ist aber die Unterstützung durch einen Arzt oder Therapeuten erforderlich. Manche Menschen sind aufgrund ihrer Konstitution anfälliger als andere. Auch hier weiß ein naturheilkundlich oder homöopathisch behandelnder Therapeut zu helfen und die Konstitution durch eine auf den Einzelnen zugeschnittene Therapie zu stärken.
Im krankheitsfreien Intervall wird der Gesamtorganismus in drei Bereichen gestärkt: Darmfunktion, Lymphsystem und Konstitution stehen hier im Vordergrund.

Stärkung der Darmfunktion

Das Darmmilieu

Der Darm ist nicht nur für die Aufnahme von Nahrungsstoffen von großer Bedeutung, sondern auch als Abwehrorgan. Die Abwehrfunktion des Darmes ist landläufig nicht ganz so bekannt. Wussten Sie, dass z. B. der Blinddarm

sehr viele Lymphzellen enthält und damit quasi die Mandel des Darmes ist? So werden zahlreiche Erkrankungen durch eine schlechte Darmfunktion oder eine falsche Besiedelung der Darmschleimhaut verursacht oder begünstigt.
Der Zustand des Darmmilieus lässt sich durch gezielte Fragen des Behandlers wie auch eine körperliche Untersuchung ermitteln. Die gängige Stuhldiagnostik gibt zahlreiche Hinweise, in ganzheitlich ausgerichteten Labors gibt es darüber hinaus eine umfassende Darmdiagnostikmit zahlreichen Messwerten. Das Darmmilieu, d. h. die Besiedelung mit Keimen, kann durch Erkrankungen, Medikamente, Stress etc. empfindlich gestört werden, so dass die krankmachenden Keime zu stark und die gesunden Keime des Darmes zu gering vertreten sind.
Pilze und Keime sind natürlicherweise im Darm enthalten und damit an sich nicht unbedingt schädlich. Es hängt also immer vom Ausmaß, dem Gesamtzustand und vor allem den Beschwerden ab, ob und in welchem Umfang behandelt werden sollte. Dies entscheidet der Therapeut. Bei wiederkehrenden Infekten ist es aber generell sinnvoll, den Zustand der Verdauungsorgane zu untersuchen.

Behandlung der Darmflora

Üblicherweise gliedert sich eine Behandlung der Darmflora in drei Schritte:

1. Zunächst werden krankmachende Keime medikamentös abgetötet und/ oder deren Ausscheidung angeregt.
2. Im Anschluss wird die Tätigkeit von Magen, Darm, Leber und Bauchspeicheldrüse angeregt. Die Funktionsfähigkeit der ausscheidenden und entgiftenden Organe Nieren, Lunge und Haut werden in der Behandlung mitberücksichtigt.
3. Im dritten Schritt wird die Darmflora wiederaufgebaut.

Für den Aufbau der Darmflora stehen verschiedene Maßnahmen zur Verfügung, die vom Arzt oder Therapeuten verordnet werden. Unterschieden werden hier z. B. Prä- und Probiotika. Präbiotika sind nicht verdaubare Lebensmittelbestandteile wie Ballaststoffe, die den Bakterien im Darm als Nahrung dienen, zu ihnen zählt z. B. Lactulose, ein chemisch hergestellter Zucker.
Probiotika sind Mikroorganismen, die die Darmflora wieder besiedeln sollen (z. B. die Präparate Symbioflor oder Mutaflor). Ein weiteres Beispiel

ist das Probiotikum Bio-Cult comp. Syxyl. Es enthält vier probiotische Leitkeime (z. B. Laktobazillen und Bifidobakterien) in Kombination mit essentiellen Vitaminen und Spurenelementen (Vitalstoffkomplex aus Vitamin B6, B12, C, Biotin u. a.). Es ist konservierungsstofffrei, farbstofffrei, hefefrei und gelatinefrei.

Einnahme von Bio-Cult comp. Syxyl

In Absprache mit einem Therapeuten: Zur gezielten Nahrungsergänzung 3 x täglich 1–2 Tabletten unzerkaut vor oder zu den Mahlzeiten schlucken.

Typisch für die naturheilkundliche Therapie zum Aufbau der Darmflora ist, dass die Gabe der Probiotika flankiert wird von Vitaminen, Spurenelementen (sog. Orthomolekulare Medizin) und pflanzlichen Kombinationsmitteln.

Was Sie selbst unterstützend tun können

- Parallel zur Einnahme eines Probiotikums ist es sinnvoll, möglichst frischen Naturjoghurt, milchsauer vergorene Gemüsesäfte (Gemüsemost, Breuss-Saft von Biotta), milchsauer eingelegtes Sauerkraut oder Rote Bete in die tägliche Ernährung einzubauen.

- Nach einer Darmsanierung ist eine generelle Kostumstellung erforderlich: Weniger Lebensmittelzusatzstoffe (d. h. keine Fertiggerichte), weniger Zucker, Weißmehl, gehärtete Fette, Fertigprodukte und Genussmittel, mehr Gemüse, Obst, Ballaststoffe, Vollkornprodukte wie auch eine höhere Trinkmenge sind oft angezeigt.
- Ein bewährtes Mittel aus der Naturheilkunde ist die die Kombination von Kamille und Milchzucker. Milchzucker ernährt die „guten" Darmkeime. Kamillentee aufbrühen, 1 Teelöffel Milchzucker (Apotheke, Reformhaus) darin verrühren.

Stärkung des lymphatischen Systems

Das lymphatische System

Das lymphatische System ist wenig bekannt, es hat jedoch eine außerordentlich große Bedeutung für die Abwehrleistung. Es besteht aus den lymphatischen Organen (Lymphknoten, Milz, Thymus, Rachen- und Gaumenmandeln, Blinddarm) und der Gesamtheit der Lymphbahnen. Das lymphatische System ist über den ganzen Körper verteilt und steht in engem Kontakt zum Immunsystem und zum blutbildenden System im Knochenmark.

Das lymphatische System dient der Körperabwehr. Es hat neben dem Blutkreislauf ein eigenes Transportsystem: Lymphflüssigkeit wird im Zwischenzellraum aus dem Blutplasma gebildet, in Lymphgefäßen gesammelt und letztendlich wieder in das venöse System abgegeben. Auf dem Weg dahin wird die Lymphe in den Lymphknoten gereinigt.
Wir begegnen der Lymphe oder dem Lymphsystem zum Beispiel, wenn wir uns verbrennen und sich eine Blase bildet. Die hellgelbe Flüssigkeit in der Blase ist Lymphe. Die Lymphknoten am Hals werden bei Kindern regelmäßig abgetastet, sie sind bei einer Infektion angeschwollen, ebenso die Lymphknoten in der Leistengegend bei Infektionen in diesem Bereich. Kommt es zu einer Mandelentzündung im Rachen, so weist dies auf eine starke Belastung des Immunsystems oder eine Abwehrschwäche hin.
Die bereits erwähnten Lymphozyten, weiße Blutkörperchen aus dem spezifischen Immunsystem, sind die Zellen des lymphatischen Systems. Sie werden im Knochenmark aus einer „Stammzelle“ gebildet und wandern dann in die lymphatischen Gewebe.

In der traditionellen europäischen Medizin und der Naturheilkunde wird ein guter Fluss der Lymphe als eine unabdingbare Voraussetzung für eine gute Gesundheit gesehen.

Die Anregung des Lymphflusses

Die Anregung des Lymphflusses kann durch verschiedene therapeutische Maßnahmen geschehen: großflächige Lymphdrainage, Schröpfen, blasenziehende Pflaster (Cantharidenpflaster) oder die Baunscheidt-Therapie, bei der die Haut gestichelt und mit einem Hautreizöl eingerieben wird; dies führt zu kleinen Bläschen und Pusteln auf der Haut, Lymphe tritt aus.
Mit einer lymphabflusssteigernden Salbe, die auf bestimmte Hautareale aufgetragen wird, kann der Lymphfluss zusätzlich angeregt werden (Lymphdiaral DS Drainagesalbe). Die Salbe wird bei Angina oder geschwollenen Lymphknoten im Bereich vom Kieferwinkel, Hals, Nacken und Schultern aufgetragen (Packungsbeilage beachten!).
Eine besondere Rolle als Behandlungsregion spielt der „Lymphbelt“ nach Gleditsch, eine gürtelförmig verlaufende Line am Übergang vom

Hals zum Brustkorb (siehe Abbildung weiter unten). Für eine Anregung des Lymphflusses kann der Therapeut hier akupunktieren oder eine Neuraltherapie durchführen.

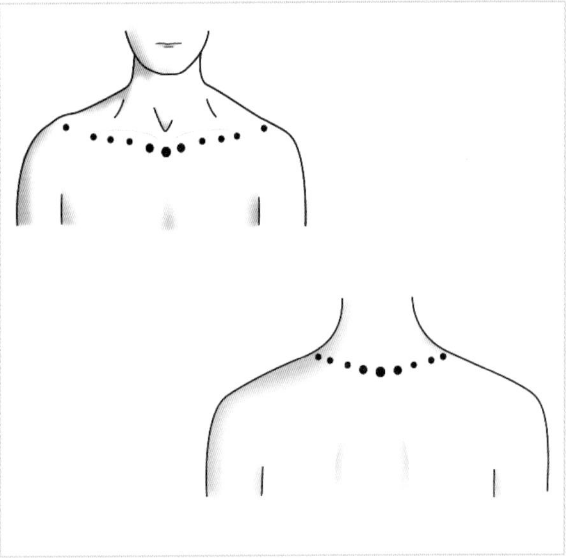

Lymphbelt nach Gleditsch

Was Sie selbst unterstützend tun können

- Der Laie kann die Punkte des Lymphbelts durch Beklopfen stimulieren oder mit einer Lymphsalbe einreiben (bevorzugt abends vor dem Schlafengehen).
- Bei Mandelentzündungen sind kalte Halswickel (Anleitung siehe weiter unten) angenehm.
- Eine kurmäßige Anwendung von Wickel und Salbe über drei Wochen, bevorzugt im Frühjahr und Herbst, ist bei Infektanfälligkeit bewährt.
- Das Lymphsystem lässt sich auch mit gezielter Ernährung anregen, durch den Verzehr von Reis, Mais, Hirse und roter Bete. Milch, Ei und tierische Eiweiße hingegen haben eher eine bremsende Wirkung. Wenn Sie sie im Sinn einer veganen Kur drei Monate weglassen, können Sie bei Infektanfälligkeit schon bemerkenswerte Erfolge erzielen.

Unspezifische Stärkungsmaßnahme: Potenziertes Eigenblut

In der naturheilkundlichen Praxis hat sich als unspezifische Maßnahme der Immunstärkung die Gabe von potenziertem Eigenblut bewährt. Hier wird ein Tropfen Blut vom Patienten entnommen und homöopathisch verarbeitet, d. h. stufenweise mit einem Lösungsmittel verdünnt und verschüttelt (Apotheke). Dies geschieht über mehrere Stufen. Das nunmehr entstandene Heilmittel wird vom Patienten über längere Zeit in verschiedenen Potenzstufen eingenommen. Die Eigenbluttherapie sollte nicht vom Patienten eigenmächtig durchgeführt werden.

Herstellungsprinzip
Nach der homöopathischen Kinderärztin Hedwig Imhäuser wird 1 Tropfen Venenblut mit 100 Tropfen Ethanol 30 % verschüttelt (= C1). C7 ist eine bewährte „Einstiegspotenz", dann häufig C9 und C11.

Die konstitutionelle Therapie

Wesentliche Säule jeder ganzheitlichen Behandlung ist die konstitutionelle Therapie. Hier bietet sich eine homöopathische Behandlung mit einem individuell ausgewählten Einzelmittel an. Aus der homöopathischen Konstitution lassen sich darüber hinaus Empfehlungen für die Lebensführung, die Ernährung etc. ableiten.
Der Grund: Jeder von uns hat eine andere Disposition, eine andere Erkrankungsneigung, andere Schwachstellen. Der eine bekommt regelmäßig Erkältungen, der nächste Blasenentzündungen, der dritte leidet besonders häufig unter den verschiedensten Beschwerden, wenn

Stress, Aufregung, Leistungs- oder Zeitdruck auf ihm lasten.
Mit standardisierten Empfehlungen, wie sie in diesem Ratgeber genannt werden, lässt sich hier schon eine Menge erreichen. Sinnvoller ist es noch, gerade bei wiederkehrenden Erkrankungen, die individuelle Konstitution und Erkrankungsneigung mit zu berücksichtigen und zu behandeln.
Dies kann beispielsweise eine generelle Schleimhautschwäche sein, ein schwaches Nervenkostüm, eine mangelnde Verdauungsleistung, unzureichende Ausscheidungsvorgänge etc.
Werden all diese Aspekte vor dem Hintergrund der individuellen Patientengeschichte erfasst, so kann ein auf den Einzelnen zugeschnittenes Therapieprogramm, eine individuelle Arzneimittelwahl erfolgen, die tiefgreifender wirkt, als einheitliche Empfehlungen es vermögen.

Selbsthilfe bei Infekten

Werden Sie bei den ersten Anzeichen eines Infektes aktiv. Die bisher genannten Maßnahmen zur Stärkung des Immunsystems sind auch jetzt geeignet, also das Ölziehen, der Gebrauch der Nasendusche, die Einnahme von Sanddorn oder Ingwer, Magnesium und Zink, das Lutschen von Emser Pastillen etc.
Zusätzlich möchten wir Ihnen einige Empfehlungen nennen, die sich besonders bewährt haben, wenn sich ein Infekt anbahnt oder erste Symptome spürbar sind.

Infekte der Atemwege

Ein Atemwegsinfekt kündigt sich in der Regel an. Man bekommt ein Kratzen im Hals, fühlt sich abgeschlagen, fröstelt, die Nase kitzelt usw.
Es gibt verschiedene Möglichkeiten, bei diesen ersten Anzeichen einer Erkältung aktiv zu werden, die auf den folgenden Seiten vorgestellt werden.

Ein Glas kaltes Wasser

Bei ersten Erkältungsanzeichen (Frösteln, Halskratzen) abends vor dem Schlafengehen sollte man ein großes Glas kaltes Wasser trinken. Was hat es damit auf sich? Sicherlich führt die zugeführte Trinkmenge dazu, dass die Schleimhäute gut befeuchtet sind und damit eventuell vorhandene Krankheitserreger und Sekrete besser abtransportiert werden können. Noch wichtiger aber ist der Kältereiz. Wir kennen die äußerliche Kälteanwendung: Duscht man sich kalt ab, wird die Haut erst kalt, dann warm – durch eine aktive Wiederdurchblutung des betroffenen Gebietes. Genau das Gleiche passiert beim Trinken von einem Glas kalten Wasser. Durch das kalte Wasser wird ein Nerv stimuliert, der den Magen umspannt. Dies führt zu einer Gefäßerweiterung und folgender Wärmeerzeugung, die dem Immunsystem zugutekommt.

Ansteigendes Fußbad

Die Blutgefäße der Füße und der Atemwege stehen in einem engen Zusammenhang. Nicht umsonst weiß der Volksmund: „Kühler Kopf und Füße warm, machen den besten Doktor arm".

Kalte Füße führen dazu, dass auch die Atemwege, z. B. die Nase, schlechter durchblutet sind. Damit sind sie infektanfälliger.

Ansteigendes Fußbad

Das Gefäß, in dem Sie die Füße baden, sollte so hoch sein, dass das Wasser bis zur halben Wade reicht: Geeignet sind spezielle Badebütten, große Eimer, Fensterputzeimer, Plastiktonnen, notfalls ein Eimer für jeden Fuß. 35 °C warmes Wasser (mit Thermometer überprüfen!) bis zur halben Wade einfüllen. Vorsichtig heißes Wasser zugießen (**Achtung bei Kindern:** Dünner Wasserstrahl, nicht direkt aus dem Wasserkocher oder Topf nehmen, sondern vorher in eine Kanne umfüllen!) und die Temperatur dadurch innerhalb von 15 Minuten auf 40–42 °C steigern. Bei dieser Temperatur noch 5 Minuten verweilen, bei vorherigem Schweißausbruch aufhören. Bad bei Beklemmungs- oder Hitzegefühl abbrechen. Füße kurz mit lauwarmem Wasser abbrausen, Wasser nur abstreifen, Wollsocken anziehen, ins Bett und etwa eine Stunde zugedeckt ruhen.

Vorsicht: Bei ausgeprägten Venenleiden Temperaturhöhe um etwa 10 °C reduzieren!

Ein ansteigendes Fußbad bewirkt also auch eine bessere Durchblutung der Atemwege. Es wird angewendet bei einer beginnenden Erkältung, bei Schnupfen und Nasennebenhöhlenentzündung, zur Anregung der körpereigenen Abwehr, bei kalten Füßen. Während der Menstruation sollte kein warmes Fußbad durchgeführt werden.

Halswickel

Bei Halsschmerzen lässt sich gut ein Halswickel anlegen. Ein kalter Halswickel wirkt durchblutungsfördernd und schmerzlindernd, er sollte nur angewendet werden, wenn dem Patienten selbst bzw. wenn der Hals eher warm ist. Zehn Minuten, nachdem der Wickel angelegt wurde, sollte überprüft werden, ob die feuchte Stofflage angewärmt wird oder ob der Organismus zu schwach für eine aktive Wiedererwärmung ist (dann den Wickel abnehmen).

Ein warmer Halswickel dagegen wird angelegt, wenn dem Patienten eher kühl ist und ein kalter Reiz ihn schwächen bzw. nicht zu einer reaktiven Durchwärmung, sondern zu einer weiteren Abkühlung führen würde.

Wickel mit Quark eignen sich bei Mandelentzündungen und Schluckbeschwerden.

Kalter Halswickel
Tuch (z. B. Geschirrhandtuch, Baumwollwindel) in ca. 10 cm breiten Streifen falten. In kühles Wasser tauchen, gut auswringen. So am Hals anlegen, dass die Wirbelsäule frei bleibt. Mit einem trockenen Tuch, Schal und Sicherheitsnadel fixieren. Anwendungsdauer ¼ bis ½ Stunde, mehrmals am Tag oder über Nacht. Wichtig: Prüfen Sie, ob sich der Wickel von alleine erwärmt. Sonst abnehmen.

Warmer Halswickel
Tuch wie oben beschrieben in warmes Wasser tauchen, gut auswringen. So um den Hals legen, dass die Wirbelsäule hinten frei bleibt. Mit trockenem Tuch, Schal und Sicherheitsnadel fixieren. Anwendungsdauer ¼ Stunde bzw., bis Wärme nachlässt.
Tipp: Wickel lassen sich besser anlegen, wenn man sie vor dem Tränken zusammenrollt und dann auf der Haut wieder abrollt.

Halswickel mit Quark
Auf ein dünnes Tuch einen breiten Streifen Quark (Magerquark, zimmerwarm) auftragen, das Tuch einschlagen und am Hals mit der einlagigen Stoffseite auflegen. Wickel mit einem weiteren Tuch fixieren und maximal 20 Minuten aufliegen lassen, der Quark sollte nicht eintrocknen. Keine Anwendung bei Milcheiweißallergie.

Kartoffelauflage

Besonders angenehm und wirkungsvoll zur Durchwärmung des Halses oder der unteren Atemwege (Brustbereich) wie auch bei festsitzendem Sekret ist die Anwendung von feuchter Wärme mittels einer Kartoffelauflage.

Auflage am Hals

4–5 gekochte und etwas abgekühlte Pellkartoffeln in halshohem Streifen auf Leinentuch (Geschirrhandtuch) verteilen, Tuch einschlagen, Kartoffeln mit den Händen zerdrücken. Auflage mit Sicherheitsnadeln fixieren. Temperatur prüfen! Kann sehr heiß sein! Günstig ist es, wenn Sie die Auflage noch einmal in ein kleineres Frotteehandtuch (Händehandtuch) einschlagen, damit sie nicht zu heiß auf der Haut wird. Um den Hals wickeln, darum einen Wollschal binden. **Anwendungsdauer**: ½ Stunde bzw., bis die Wärme nachlässt

Auflage auf der Brust und am oberen Rücken

Sitzt der Husten tiefer in den Bronchien kann man die Kartoffelauflage auch sehr gut vorne auf der Brust und hinten am oberen Rücken auflegen. Dafür eine entsprechend größere Auflage vorbereiten, typischerweise werden je-

weils 4 Kartoffeln für vorne und hinten verwendet. Auch hier wird das Geschirrhandtuch mit den zerquetschten Kartoffeln noch einmal in ein Frotteehandtuch eingeschlagen, um Verbrennungen zu vermeiden.
Anwendungsdauer: ½ Stunde bzw., bis die Wärme nachlässt
Achtung Verbrennungsgefahr! Keine Anwendung bei kleinen Kindern! Während der Anwendung bei Kindern anwesend bleiben, falls es zu heiß ist/wird!

Heilpflanzen zur Stärkung des Immunsystems

Aus der Pflanzenheilkunde kennt man eine Reihe von Pflanzen, die zur Steigerung der Abwehrkräfte und Leistung eingesetzt werden. Diese Heilpflanzen werden in zwei Gruppen eingeteilt: Adaptogene und Immunmodulatoren.

Adaptogene machen den Organismus gegenüber physikalischen, chemischen und biologischen nicht-infektiösen „Stressoren" widerstandsfähiger: Sie erhöhen die Belastbarkeit. Adaptogene sind z. B. Ginsengwurzel, Mateblätter, Taigawurzel oder Blütenpollen. Sie wirken stärkend und steigern die geistige und körperliche Aktivität. Eingesetzt werden diese Heilpflanzen bzw. die aus ihnen hergestellten Arzneimittel bei Erschöpfungszuständen, zur Verbesserung der Vitalität, in der Rekonvaleszenz, bei nachlassender Leistungs- und Konzentrationsfähigkeit.

Immunmodulatoren haben demgegenüber eine unmittelbare Wirkung auf das Immunsystem, insbesondere auf die Aktivität der Fresszellen (Makrophagen).

Der Einsatz von Immunmodulatoren erfordert Kenntnisse über die Funktionen des Immunsystems: Setzt man sie z. B. beim Ausbruch eines grippalen Infektes ein, so können sie durchaus den Verlauf abschwächen oder abkürzen. Wer jedoch Immunmodulatoren über einen längeren Zeitraum, in hohen Dosierungen, einsetzt, erreicht unter Umständen das Gegenteil: Das körpereigene Immunsystem wird durch die „Dauerhilfe" von außen geschwächt, wenn nicht gar blockiert. Auch bei Allergien und Autoimmunerkrankungen können Immunmodulatoren unter Umständen die Symptomatik verstärken statt verbessern.

Achtung: Die Anwendung von Immunmodulatoren muss mit dem Arzt besprochen werden!

Die hier vorgestellten Immunmodulatoren sind *Echinacea purpurea, Thuja occidentalis* und *Baptisia tinctoria.* Sie steigern die unspezifischen körpereigenen Abwehrkräfte gegenüber viralen und bakteriellen Infektionen. Eingesetzt werden Immunmodulatoren v. a. bei banalen Infekten, wiederkehrenden Infekten der Atemwege und der ableitenden Harnwege wie auch äußerlich bei schlecht heilenden, oberflächlichen Wunden.

Echinacea

Der Sonnenhut (*Echinacea angustifolia, Echinacea purpurea, Echinacea pallida*) stammt aus Nordamerika, er wird bei uns als Zierpflanze angebaut. Verwendet werden beim Purpursonnenhut (*Echinacea purpurea*) das blühende Kraut – also die oberirdischen Teile, bei den anderen Arten die Wurzeln.

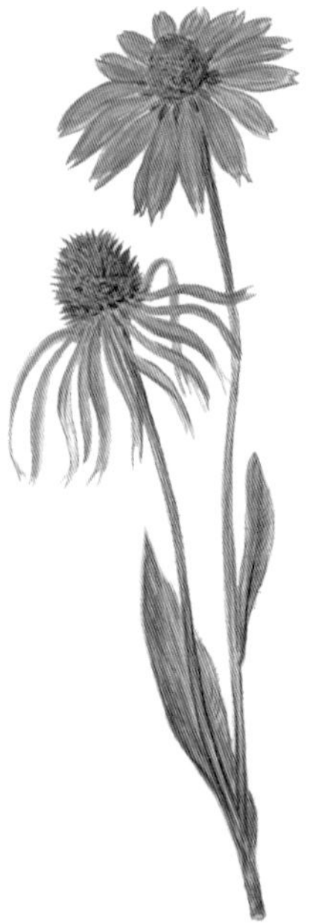

Echinacea purpurea

Die Sonnenhutarten haben einen günstigen Einfluss auf das unspezifische Immunsystem. Sie steigern die Phagozytoseleistung von Granulozyten und Makrophagen, vermehren T-Helferzellen

und die Produktion von Zytokinen.
Innerlich wird Sonnenhut zur unterstützenden Behandlung von wiederkehrenden Infekten eingesetzt, insbesondere von Infekten der Atem- und Harnwege. Äußerlich wird eine Salbe aus Echinacea bei oberflächlichen, schlecht heilenden Wunden verwendet.
Versagt der „Gute-Nacht-Trunk", sprich: das kalte Wasser, kann z. B. eine Stoßtherapie mit *Echinacea* Urtinktur sinnvoll sein:

Dosierung und Anwendung von *Echinacea* Ø (Urtinktur)

1. Tag stündlich 5–10 Tropfen
2.–4. Tag 4 x täglich 5–10 Tropfen

Achtung: Keine Dauertherapie! Keine Anwendung bei Kindern unter 12 Jahren ohne ärztlichen Rat!
Die Pflanzenfamilie der Korbblütler (*Asteraceae* oder *Compositae*), zu der neben *Echinacea* auch Arnika, Beifuß, Estragon, Kamille und Ringelblume gehören, hat ein recht hohes allergisches Potential. In Einzelfällen kann es zu Überempfindlichkeitsreaktionen kommen, z. B. Hautausschlag, Juckreiz, Gesichtsschwellung, Atemnot, Blutdruckabfall, Schwindel. Im Zweifelsfall sofort Einnahme abbrechen und ärztlichen Rat einholen.

Baptisia tinctoria und Thuja occidentalis

Die **Gelbe Färberhülse** (*Baptisia tinctoria*) stammt aus dem Osten und Süden der USA und gehört zur Familie der Schmetterlingsblütler. Sie zählt zu den Giftpflanzen.

Die meisten Wirkstoffe sind in den dicken Wurzelknollen enthalten. *Baptisia* wird eine Stimulation des Immunsystems und der Lebertätigkeit zugeschrieben. Sie hat eine stark antiseptische Wirkung.

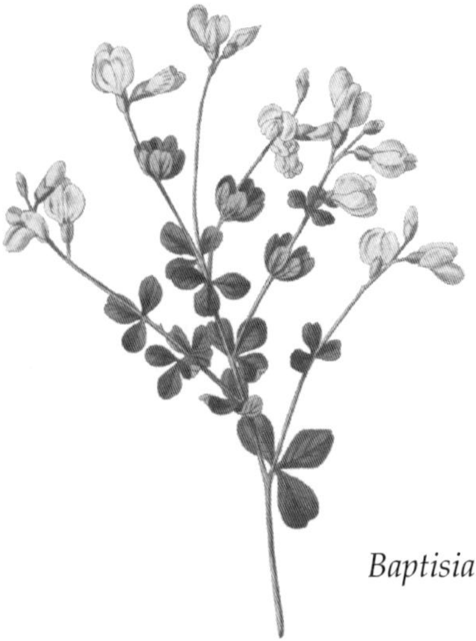

Baptisia tinctoria

Der **Lebensbaum** (*Thuja occidentalis*) ist in Nordamerika beheimatet und wird in Deutschland als Zierpflanze, vor allem für Hecken, genutzt. Auch *Thuja* zählt zu den Giftpflanzen. Extrakte aus *Thuja* stimulieren das spezifische Immunsystem, vor allem durch die Anregung von T-Killerzellen.

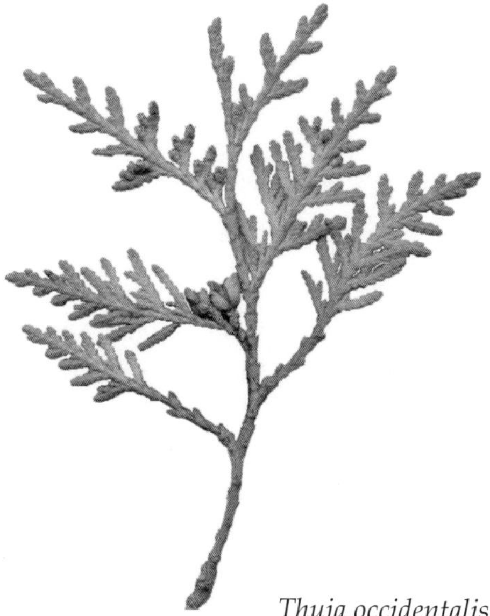

Thuja occidentalis

Echinacea, Baptisia und *Thuja* sind in vielen homöopathischen und pflanzlichen Arzneimittelmitteln zur Steigerung der körpereigenen Abwehr enthalten. Das sehr bekannte Kombinationsmittel Esberitox COMPACT besteht aus dieser Dreierkombination (Anwendung nach Packungsbeilage). Im homöopathischen Komplexmittel Pascoleucyn sind sie zusammen mit dem Wasserhanf (*Eupatorium perfoliatum*) und einer Zubereitung aus Buschmeisterschlange (*Lachesis*) enthalten.

Weitere Heilpflanzentipps

Meerrettich, Kapuzinerkresse & Co.

Eine Reihe von Heilpflanzen enthält schwefelhaltige Verbindungen, die hemmend auf das Wachstum von Bakterien, Viren und Pilzen wirken. Dazu zählen viele scharfe Pflanzen wie schwarzer und weißer Senf, Kapuzinerkresse, Gartenkresse, Meerrettich, Brunnenkresse, Löffelkraut, Garten-Rettich und Radieschen. Sie gelten aufgrund ihrer Eigenschaften als „pflanzliche Antibiotika" und werden gerne insbesondere bei Atemwegs- und Harnwegsinfekten eingesetzt.

Es ist durchaus möglich, diese Heilpflanzen im Rohzustand zu verzehren, wenn ein Infekt ausbricht oder die „Blase brennt“: Ein Gläschen frischgeriebenen Meerrettich kaufen und immer wieder zwischendurch eine Brotscheibe dünn damit bestreichen und essen. Alternativ kann man Meerrettich sehr gut mit Honig im Verhältnis 1:1 mischen und diese Mischung messerspitzenweise einnehmen.
Wer die kombinierte Wirkung von Meerrettich und Kapuzinerkresse in einem Präparat vorzieht, kann z. B. Angocin Anti-Infekt N zu sich nehmen.

Anwendung von Angocin Anti-Infekt N
3 x tgl. 3 Filmtabletten

Holunder, Linde und Mädesüß

Holunder, Linde und Mädesüß sind drei Heilpflanzen, deren Blüten bei grippalen Infekten als Tee hervorragende Dienste leisten.
Der **Holunder** (*Sambucus nigra*) wurde früher als Heilpflanze sehr vielseitig eingesetzt und auch als „Hausapotheke des Einödbauern“ bezeichnet. Die Blüten wirken schweißtreibend und auswurffördernd, die Beeren und Blätter enthalten

einen Inhaltsstoff, der Durchfall und Erbrechen erzeugt.
Die Blüten der Linde *(Tilia cordata, Tilia platyphyllos)* haben, im Gegensatz zu den leicht muffig riechenden Holunderblüten, ein honigartiges, süßes Aroma. Verwendet werden die ganzen Blütenstände mit dem auffälligen Hochblatt. Lindenblüten wirken schweißtreibend, schwach auswurffördernd und hustendämpfend. Lindenblütentee eignet sich besonders gut für Kinder, die den Tee, vielleicht mit ein wenig Zitrone und Honig verfeinert, gerne trinken.
Die Linde hat, anders als der Holunder mit seinem strengen Geruch und den giftigen Inhaltsstoffen von Beeren und Blättern, einen „friedlichen" Charakter, soweit man dies bei Bäumen sagen kann. Wie die Eiche war sie ein Thingbaum, unter dem früher auf dem Dorfplatz Recht gesprochen wurde. Dabei verkörperte sie das weibliche Prinzip, wogegen die Eiche für das männliche Prinzip stand.
Holunderblüten- und Lindenblütentee kann man auch trinken, wenn man in die Sauna geht, um das Schwitzen zu unterstützen.

Zubereitung von Heilpflanzentee
1 gehäuften Teelöffel Kraut (z. B. Mischung aus Lindenblüten, Holunderblüten bei Erkältungen, Mischung aus Lindenblüten, Holunderblüten und Mädesüßblüten bei fiebriger Erkältung) mit einer großen Tasse kochendem Wasser (250 ml) überbrühen, 8–10 Minuten zugedeckt ziehen lassen, abseihen. Für Kinder Tee dünner zubereiten (1 gestrichener Teelöffel/ Tasse), evtl. mit etwas Zitronensaft und Honig verfeinern. Bei hohem Fieber den Tee nur lauwarm trinken.

Das **Mädesüß** (*Filipendula ulmaria*) hieß früher mit Gattungsname *Spirea,* auf Deutsch „Spirstaude“. In seinen Blüten wurden erstmalig chemische Verbindungen mit der fiebersenkenden und entzündungsmindernden Salicylsäure gefunden – und deshalb heißt das Aspirin, in dem Salicylsäure enthalten ist, nach dem Mädesüß!

Achtung: Keine salicylhaltigen pflanzlichen Fiebermittel in Arzneimittelform (Weidenrinde, Mädesüß) bei Säuglingen und Kleinkindern einsetzen!
Keine Anwendung bei Menschen mit empfindlichem oder krankem Magen!

Cystus incanus

Die Zistrose (*Cystus incanus*) ist eine weitere Pflanze, die bei Infekten eingesetzt wird. Die Pflanze ist im Mittelmeerraum beheimatet. Sie wächst als stark verzweigter Strauch, dessen Blätter ein aromatisches Harz enthalten. Die Blätter und Zweige der Zistrose werden als Tee getrunken.
Zistrose hat einen antiviralen und antibakteriellen Effekt. Die Heilpflanze ist auch als Pflanzenextrakt in Form von Tabletten als CYSTUS 052 Bio Halspastillen erhältlich.

Pelargonium sidoides

Die Kapland-Pelargonie (*Pelargonium sidoides*) ist in der Savanne Südafrikas heimisch. Sie wurde nach Herstellerangaben von den Zulus über Jahrhunderte erfolgreich bei Infekten der Atemwege und des Magen-Darmtraktes eingesetzt. Mittlerweile weiß man, wie der Extrakt aus den Pflanzenwurzeln wirkt: Zum einen werden die Bronchialzellen durch einen gewissen Schutzfilm vor Viren und Bakterien geschützt. Gleichzeitig werden Zellen des körpereigenen Immunsystems aktiviert und der Schleimtransport aus den Bronchien verbessert.

Angewendet wird die Heilpflanze in dem Arzneimittel Umckaloabo bei Bronchitis, Nasennebenhöhlen- und Mandelentzündungen. Bitte beachten Sie, dass es mittlerweile verschiedene Meldungen von Leberschäden gibt, die evtl. in Zusammenhang mit dem Medikament stehen. Nicht eingenommen werden sollte es bei schweren Lebererkrankungen. Generell ist auch hier die Absprache mit dem behandelnden Arzt ratsam.

Artemisia abrotanum

Die Eberraute (*Artemisia abrotanum*) ist eine Heilpflanze, die volksmedizinisch auch als Tee eingenommen wurde, heute jedoch vor allem bekannt ist als Homöopathikum.
Die Eberraute gehört zu den Korbblütlern (**Achtung** Allergie!), ist ein Halbstrauch mit unterseits filzigen Blättern und kleinen, gelblichen Blütenköpfchen. Die ganze Pflanze riecht aromatisch zitronenartig. Sie ist mit dem Beifuß verwandt und wurde früher zu fetten Speisen gereicht. Heute wird sie in Deutschland kaum mehr kultiviert. Eberraute wirkt fiebersenkend und abwehrsteigernd.

In der Homöopathie hat das Mittel einen besonderen Bezug zum Gefäß- und Lymphsystem. Es hat sich vor allem bei erschöpften, kraftlosen Patienten bewährt. Geschwollene Lymphknoten mit Fieberschüben, Abmagerung, Blässe, ein krankes Aussehen, Augenringe, abgezehrte, dünne Beine, Schmerzen in der Herzgegend und eine Verschlimmerung der Beschwerden durch feuchtes Wetter, Kälte und Nebel sind charakteristische Symptome. Entsprechend wird es angewendet bei Abmagerung, Appetitlosigkeit, Infekten, Magen- und Darmkatarrhen, bei Blutarmut, Grippe und Entzündungen des Brust- und Bauchfells, vor allem aber auch als Rekonvaleszenzmittel bei geschwächten Patienten, auch bei Kindern und Jugendlichen.

Anwendung von Abrotanum
Abrotanum D3, 3x täglich 1 Gabe

Grippe

Auf den letzten Seiten ging es ausführlich um die Selbsthilfe bei grippalen Infekten und Infekten der oberen Atemwege. Häufig werden derartige Infekte ohne Berücksichtigung des Erregers, landläufig als „Grippe" bezeichnet.
Die „echte Grippe", die Influenza, in ihrem Vollbild mit einer deutlich größeren Beeinträchtigung der Gesundheit verbunden als die grippalen Infekte, wird verursacht durch das Influenza-Virus, von dem es verschiedene Typen gibt. Das Virus verändert sich ständig. Geschwächten Menschen wird eine Impfung empfohlen, die jedoch aufgrund der Veränderlichkeit der Viren regelmäßig erneuert werden muss.
Übertragen wird das Virus durch Tröpfcheninfektion, also z. B. durch Anhusten, Anniesen, Sprechen, Atemluft, außerdem durch Kontaktinfektion oder Schmierinfektion mit Viren, z. B. aus dem Nasensekret, die sich auf berührten Gegenständen befinden. In den meisten Fällen verläuft die Erkrankung mild und kann sich wie ein grippaler Infekt äußern. Bei etwa einem Fünftel

der Infizierten jedoch kann es zu einer schweren Ausprägung kommen.

Influenza-Symptome sind typischerweise ein plötzlicher Beginn, Schüttelfrost, starkes Krankheitsgefühl, hohes Fieber, Gliederschmerzen, Kopfschmerzen, Müdigkeit, Husten, angeschwollene Nasenschleimhaut, aber auch Appetitlosigkeit, Übelkeit/ Erbrechen und Durchfall.

Bei einer Grippe kann es zu Folgeinfektionen mit Bakterien kommen, Komplikationen sind z. B. Gehirn-, Herzmuskel- oder Lungenentzündungen. Vorerkrankte, geschwächte oder immungeschwächte Menschen sind besonders gefährdet.

Der wichtigste Unterschied zwischen einem grippalen Infekt und einer echten Grippe sind der Verlauf und die Schwere. Daher ist es ratsam, bei den genannten Symptomen den Arzt aufzusuchen, der die Erreger mit einem Abstrich nachweist bzw. andere Diagnosemethoden nutzt. So gibt es z. B. einen Influenza-Schnelltest.

Der Ausbruch der Erkrankung nach Ansteckung erfolgt nach maximal drei Tagen, danach ist der Infizierte selbst bis zu fünf Tagen (Kinder sieben Tage) ansteckend.

Vorbeugung

Mit den bisher aufgelisteten Maßnahmen können Sie Ihr Immunsystem hervorragend stärken. Legen Sie sich bei Abgeschlagenheit hin, ruhen Sie sich aus, geben Sie Ihrem Immunsystem die Gelegenheit, sich in Ruhe mit möglichen Erregern auseinanderzusetzen.

Achtung: Achten Sie bei einer Grippewelle auf ständige Desinfektion vor allem der Hände: nach dem Supermarkt-Einkauf, der Fahrt mit öffentlichen Verkehrsmitteln, vor und nach dem Toilettengang und vor jeder Mahlzeit. Vermeiden Sie unnötigen Kontakt zu Kranken, wenn Sie selbst anfällig sind.

Husten, Schnupfen, Heiserkeit

Bitte beachten Sie, dass die Maßnahmen, die in diesem Ratgeber genannt werden, in aller Regel auch unterstützend bei einer Grippe eingesetzt werden können. Dazu zählen – neben der Bettruhe – vor allem:

- Erkältungstee in der Kombination von Lindenblüten, Holunderblüten und Mädesüßblüten (die leicht fiebersenkend wirken)

- Sanddornelixier oder -saft sorgen für Vitamin C-Zufuhr und erfrischen.
- Bei Kältegefühl kann ein Ingwertee wärmen und, mit Honig gesüßt, Energie zuführen.
- Sind die oberen Atemwege betroffen, können Ölziehen und die Verwendung der Nasendusche für Erleichterung sorgen.
- Bei Halsschmerzen ist an das Lutschen von Emser Salz-Pastillen zu denken.
- Die Abwehr wird allgemein durch die Gabe von Zink unterstützt.
- Spenglersan Kolloid G kann in Absprache mit dem behandelnden Arzt eingesetzt werden, auch das pflanzliche „Antibiotikum" Angocin Anti-Infekt N oder die Cystus 052 Bio-Halspastillen. Bitte nehmen Sie jedoch nicht alle Präparate gleichzeitig.

Fieber

Bei Fieber eignet sich unterstützend der bereits genannte Erkältungstee aus Lindenblüten, Holunderblüten und Mädesüßblüten, den Sie auf S. 79 finden.

Fiebernde sind stark mit der Abwehr beschäftigt. Die Kost sollte leicht und fettarm sein.

Gerne gegessen werden Suppen und Gemüsebrühe, saftige Fruchtstückchen, fettarmes Salzgebäck, evtl. auch Nudeln.
Die Instinkte des Kranken sollten bei der Ernährung im Mittelpunkt stehen: Wohl jeder Mensch hat seine „ich werde dadurch wieder gesund"-Speisen und Getränke.
Ein Rezept für eine Hühner-Kraftsuppe, die gerade bei Infekten bewährt ist und Energie zuführt, finden Sie auf den nächsten Seiten.
Angenehm und traditionell bewährt bei Fieber sind auch rote Fruchtsäfte (Kirsche, auch Sauerkirsche, Johannisbeere u. ä.), die gerne mit Wasser verdünnt werden können. Chininhaltige Limonade, z. B. Tonic Water, wird in den USA als Hausmittel bei Fieber verabreicht.
Wenn das Fieber steigt, ist vielen Patienten kalt, sie leiden unter Blässe, kalten Händen, Frösteln bis hin zum Schüttelfrost. In dieser Phase braucht der Körper Wärme. Ein feucht-warmer Bauchwickel (knapp unter Körpertemperatur) führt Wärme zu und wirkt gleichzeitig fiebersenkend.
Bei Kältegefühl und Schüttelfrost können Sie auch ein warmes Fußbad durchführen.

Feucht-warmer Bauchwickel

Badetuch quer auf dem Bett ausbreiten, Geschirrhandtuch oder Mullwindel je nach „Bauchgröße“ falten, mit warmem Wasser (knapp unter Körpertemperatur) tränken, auswringen (darf nicht mehr tropfen), auf den Bauch legen, das Badehandtuch um den Bauch einschlagen. Bei Bedarf zusätzlich mit Decken warm einpacken. Der Wickel wird abgenommen, wenn er abkühlt.

Bei hohem Fieber oder Fieberabfall – Symptome für Fieberabfall sind warme, feuchte Hände und Füße, Schwitzen, Durst – kann der Körper durch Wadenwickel oder Abwaschungen mit Essigwasser unterstützt werden. In beiden Fällen wird lauwarmes Wasser verwendet, dem ein Schuss Essig zugegeben wird (Apfelessig, kein Balsamico).

Als sehr erfrischend und angenehm wird es auch von vielen Kranken empfunden, wenn man dem Waschwasser statt Essig 1–2 Tropfen Pfefferminzöl zufügt. Keine Anwendung bei Säuglingen, keine Anwendung im Gesicht bei Kindern, keine Anwendung bei kalten Füßen.

Schwäche

Im Unterschied zum grippalen Infekt herrscht bei der Grippe Schwäche und Krankheitsgefühl vor. Hier sind stärkende Lebensmittel von großer Bedeutung, wie z. B. die roten Fruchtsäfte (Bioqualität).
Ein klassischer Tipp bei Erkältungen, aber auch zur Stärkung bei Grippe ist eine Hühnersuppe. Ihre Wirkung ist mittlerweile auch wissenschaftlich belegt: Hühnersuppe hat einen positiven Einfluss auf die weißen Blutkörperchen. Dies gilt für Suppe aus einem Suppenhuhn, Salz, Pfeffer, Lorbeer, Möhren, Porree, Sellerie, Brokkoli und Nudeln. Bei Fertigsuppen konnte der gleiche Effekt übrigens nicht beobachtet werden.
Die Anwendung von Hühnerbrühe bei Schnupfen und Husten ist dabei durchaus plausibel. Nach der chinesischen Ernährungslehre wird das Huhn dem Element Metall zugeordnet, welches wiederum in Beziehung zu den Atemwegen steht. In der chinesischen Medizin wird eine lange Kochzeit (bis zu 12 Stunden!) empfohlen.
Gerade lange gekochte Suppen führen, so die Vorstellung der Traditionellen Chinesischen Medizin, in besonderem Maße Energie zu und sind daher gut für Menschen mit erschöpfenden

Krankheiten, in der Rekonvaleszenz, im Alter oder auch in der Schwangerschaft geeignet.
Auch aus westlicher Sicht kann dies bestätigt werden: Hühnerfleisch ist zinkhaltig – und Zink unterstützt das körpereigene Immunsystem.
Das folgende Rezept für eine Kraftbrühe stammt aus der Klinik für Naturheilkunde und Integrative Medizin in Essen.

Kraftbrühe

Zutaten:

1 frisches Huhn
300–500 g Möhren
1–2 Stangen Porree
300–500 g Sellerie
1 Bund Petersilie
1 Handvoll ganze Walnüsse
3–4 Tomaten

Zubereitung:

Alle Zutaten in einem Topf mit 5 Litern Wasser zum Kochen bringen. Auf kleinster Flamme köcheln lassen, je länger desto besser, mindestens 2 ½ Stunden. Gegebenenfalls Wasser nachgießen. In der letzten halben Stunde werden die Kräuter mitgekocht. Das Fleisch mitessen. Die Brühe kann leicht nachgewürzt werden.

Homöopathie bei Grippe

Eine interessante Arbeit zur homöopathischen Behandlung der Grippe ist fast 100 Jahre alt. Sie findet sich in einem alten homöopathischen Journal von 1919 zur Spanischen Grippe (Sjögren 1919). Der Autor, ein homöopathischer Arzt, hatte 800 Fälle und ihre Behandlung untersucht. Er kam zu dem Schluss, dass man die Kranken in vier Typen unterscheiden und zu bestimmten Mitteln zuordnen kann:

1. Der *Rhus*-Typus hat überwiegend rheumatische Symptome: Zerschlagenheitsgefühl, Husten und Schnupfen, große Unruhe auch im Bett trotz Schmerzen.
2. Der *Bryonia*-Typus hat überwiegend Brustsymptome: heftiger, trockner, schmerzender Husten, oft mit Stechen und Stichen, der Kranke bleibt regungslos im Bett, weil jede Bewegung einen Hustenreiz veranlasst. Dazu kommen Kopf- und Rückenschmerzen, außerdem hohes Fieber.
3. Der *Belladonna*-Typus hat überwiegend Kopf-Symptome: Kopfschmerzen, Schwindel, bisweilen Delirien. Das Gesicht ist „flammend rot“, hinzu kommen Halsschmerzen, Ohrenschmerzen, hohes Fieber.

4. Der *Ipecacuanha*-Typus hat überwiegend Magen-Darmsymptome: Erbrechen und Durchfall, meist hohes Fieber. Auffällig ist, dass diese Kranken bisweilen guten Appetit haben.

Die jeweiligen Mittel können auch in der unterstützenden Selbstbehandlung eingesetzt werden. Es handelt sich um *Rhus toxicodendron* (Giftsumach), *Bryonia* (Zaunrübe), *Belladonna* (Tollkirsche) und *Ipecacuanha* (Brechwurzel).
Wir empfehlen für die Selbstbehandlung die Potenz D6 und die Verklepperungsmethode.

Verklepperung
5 Kügelchen des Mittels (z. B. *Belladonna* D6, *Rhus tox* D6 usw.) in 1 Tasse Wasser auflösen und davon bis zu 4x in viertelstündlichem Abstand 1 TL und danach stündlich 1 TL einnehmen, bei Besserung aufhören und bei Wiederkehr der Symptome wieder von vorne beginnen.

Infekte des Magen-Darmkanals

Neben den Infekten der Atemwege gibt es natürlich auch Infekte in anderen Organsystemen. Am häufigsten ist der Magen-Darmkanal betroffen.

Auch hier gilt: Ein starkes Immunsystem kann grundsätzlich mit grassierenden Infekten besser umgehen. Beachten Sie daher bitte im Hinblick auf alle Infekte die Hinweise zur allgemeinen Stärkung des Immunsystems wie auch zur gezielten Vorbeugung.

Auf den folgenden Seiten möchten wir einige erfolgreiche Selbsthilfestrategien zur gezielten Behandlung von Magen-Darminfekten vorstellen.

Homöopathie

Das homöopathische Arzneimittel *Okoubaka* ist ein hervorragendes Mittel gegen Magenverstimmungen, Magen-Darminfekte, Nahrungsmittelunverträglichkeiten und -vergiftungen.

Gewonnen wird es aus dem trockenen Holz und der Rinde des westafrikanischen Urwaldbaumes *Okoubaka aubrevillei Pelleg*. Dieser stattliche Baum – er wird bis zu 25 Meter hoch – wächst vor allem in Nigeria, Ghana und an der Elfenbeinküste. Traditionell wurde die pulverisierte Rinde teelöffelweise von den Einheimischen gegen jegliche Vergiftung eingesetzt. Sie kam insbesondere dann zum Einsatz, wenn man sich bei Einladungen anderer Stämme vor eventuellen Vergiftungsversuchen durch das Gastmahl schützen wollte.

Okoubaka ist ein sehr junges, noch wenig erforschtes homöopathisches Arzneimittel. Es wird vorrangig in niedrigen Potenzen, d. h. in den Potenzen D2, D3 und D4, eingesetzt und nimmt damit eine gewisse Zwischenstellung zwischen der Phytotherapie und der Homöopathie ein. Man spricht hier auch von Niedrigdosis-Phytotherapie.

Die wichtigsten Anwendungsgebiete sind:

- Lebensmittelvergiftungen bzw. nach dem Verzehr von nicht einwandfreien Lebensmitteln
- Vergiftung durch Insektengifte
- Vergiftungserscheinungen nach Infektionskrankheiten, z. B. auch nach Grippe
- Tropenkrankheiten, auch zur Nachsorge
- Nikotin-Vergiftung mit Auswirkung auf Magen-Darmtrakt

Dosierung und Anwendung von Okoubaka
Bei einem akuten Magen-Darm-Infekt bis zu stündlich eine Tablette Okoubaka D3 im Mund zergehen lassen. Sobald Besserung eintritt, mit der Einnahme aussetzen.
Bei Wiederauftreten von Beschwerden gegebenenfalls 3 Tabletten Okoubaka D3 in einer Tasse Wasser auflösen und von dieser Mischung stündlich 1 Teelöffel einnehmen, bis Besserung eintritt. Wenn trotz Einnahme keine Besserung zu beobachten ist oder starke Allgemeinbeschwerden auftreten, ärztlichen Rat einholen. Bei Laktoseintoleranz Globuli oder Tropfen verwenden (5–10 Globuli/ Tropfen entsprechen 1 Tablette).
Achtung: Keine Daueranwendung!

Pfefferminz- und Kamillentee

Wohl in jeder Hausapotheke befinden sich Kamillen- und Pfefferminztee. Kommt es zu Bauchschmerzen, wird nicht selten zu einem Tee gegriffen. Die Frage hier ist jedoch, wann welcher Tee geeignet ist.
Pfefferminztee wird aus den Blättern der Pfefferminze (*Mentha piperita*) hergestellt. Er enthält vorrangig ätherisches Öl, dessen wichtigster In-

haltsstoff wiederum das Menthol ist. Das ätherische Öl wirkt krampflösend auf die Muskulatur des Verdauungstraktes, den Gallenfluss anregend und verdauungsfördernd, antibakteriell, desinfizierend und brechreizlindernd.
Eine Haupteigenschaft des Menthols ist zudem: Es kühlt. Man hat den Eindruck, Pfefferminzöl ist wie eine frische Brise. Daher sollte Pfefferminztee nicht getrunken werden, wenn einem diese Eigenschaft eher unangenehm ist bzw., wenn man ohnehin friert oder fröstelt.
Gut ist Pfefferminztee bei Erbrechen und bei Krämpfen.

Achtung: Wer eine Magenschleimhautentzündung hat, sollte allerdings vorsichtig sein; insbesondere bei Gallenwegserkrankungen ist auf Pfefferminztee zu verzichten. Bitte keine Anwendung während einer homöopathischen Behandlung! Kein Pfefferminztee für Babys und Kleinkinder (Menthol)!

Kamillentee wirkt im Gegensatz zur Pfefferminze eher wärmend. Der Tee aus den feinen Blüten der Kamille (*Matricaria recutita*) enthält ätherische Öle und weitere Inhaltsstoffe wie Farbstoffe und Schleime. Die ätherischen Öle wirken Infektionen, Erregern, Entzündungen und Krämpfen entgegen, die Schleime wirken reizlindernd, die gelben Farbstoffe (Flavonoide) wundheilungsfördernd. Damit liegt eine optimale Mischung für Erkrankungen vor, die mit Krämpfen Schmerzen Verletzungen der Schleimhaut und Entzündungen einhergehen. Wer also einen eher wärmenden Tee sucht, der bei Entzündungen und Infektionen der Magen- oder Darmschleimhaut einen günstigen Einfluss hat, findet in der Kamille genau die richtige Heilpflanze. Übrigens: Auch bei den verschiedensten anderen Entzündungen an Schleimhäuten wird diese „Allround-Pflanze" eingesetzt: zum Inhalieren bei Erkältungen und Bronchitiden, als Sitzbad bei Vaginalentzündungen oder zur Wundheilung nach Geburten.

Achtung: Nicht anwenden bei einer Allergie auf Kamillenblüten oder andere Pflanzen aus der gleichen Heilpflanzenfamilie (Korbblütler), z. B. Gänseblümchen, Sonnenhut, Arnika, Ringelblume, Schafgarbe etc.

Aufbewahrung und Anwendung von Tee

Alle Tees müssen verschlossen und im Dunkeln aufbewahrt werden, sie sollten nicht länger als auf dem Verfallsdatum angegeben lagern. Verwenden Sie möglichst keine Teebeutel. Von der Kamille werden nur die Blüten arzneilich verwendet, viele Teebeutel minderer Qualität enthalten jedoch auch Blätter oder sind mit der Hundskamille verfälscht, was zu allergischen Reaktionen führen kann. Grundsätzlich handelt es sich bei den genannten Drogen um Pflanzen, deren Wirksamkeit ganz von Anbau, Ernte, Trocknung und Lagerungsdauer abhängt. Dies spricht eindeutig für kontrollierte Ware aus der Apotheke. Wenn Sie aus praktischen Gründen Teebeutel kaufen möchten, bevorzugen Sie einzeln verpackte oder gar verschweißte Beutel arzneilicher Qualität.

Dosierung:

1 gehäuften Teelöffel mit einer großen Tasse kochendem Wasser (250 ml) übergießen und 8–10 Minuten zugedeckt ziehen lassen. Wenn der Tee zu stark ist, Ziehzeit oder Teemenge („Drogenmenge“) reduzieren. Heilkräutertees sollten schluckweise getrunken werden, möglichst nicht zu den Mahlzeiten.

Heilerde

Heilerde ist die von Adolf Just (1859–1936) entdeckte und für die innerliche Anwendung geeignete Lösserde, die noch heute unter dem Markennamen „Luvos-Heilerde“ im Handel erhältlich ist. Mittlerweile gibt es auch weitere Anbieter anders zusammengesetzter Heilerden. Die entsprechenden Produkte werden lose und z. T. auch als Portionsbeutel, Kapseln oder Granulat angeboten.

Heilerde wird innerlich und äußerlich angewendet. Ihre Wirkung beruht auf der Fähigkeit, Gifte, Schadstoffe und Bakterien zu binden. Zudem enthält sie wertvolle Mineralstoffe und Spurenelemente. Das außerordentliche Bindungsvermögen für Gifte oder Bakterientoxine (Ausscheidungsprodukte von Bakterien) rührt einerseits daher, dass fein gepulverte Erde eine unwahrscheinlich große Oberfläche hat – die Fläche von einem Teelöffel Heilerde entspricht etwa sechs Quadratmetern! Heilerde enthält zudem viele Ionen, d. h. polare Teilchen, an welche sich andere Stoffe wie an einen Magneten sehr leicht anheften. Schließlich kann Heilerde auch Stoffe aufnehmen.

Heilerde enthält eine Vielzahl von Mineralstoffen, darunter Kalzium, Kalium, Magnesium, Silizium, Eisen und Natrium. Der Gehalt an Aluminium, welcher einen negativen Einfluss auf die Gesundheit hat, spielt – wenn man Heilerde in vernünftigen Mengen einnimmt – keine bedeutende Rolle.
Die reinigende Wirkung der Heilerde wird unmittelbar bei Gastritis, Reizmagen, Reizdarm, Verstopfung und Durchfall (ähnlich wie Kohle) genutzt. Darüber hinaus gilt Heilerde als ein Mittel, das durch die gründliche Sanierung des Darmes indirekt auf den gesamten Stoffwechsel, die körpereigene Abwehr, das Blutbild oder die Haut einen günstigen Einfluss ausübt.

Innerliche Einnahme von Heilerde

½–2 Teelöffel Heilerde (Luvos ultrafein, mikrofein oder magenfein) in ein Glas geben, mit ⅛ Liter Flüssigkeit (Wasser, Kräutertee) „aufschwemmen“, d. h. anrühren, und am besten morgens ½–1 Stunde vor dem Frühstück einnehmen. Bei akuten Beschwerden kann die Dosis gesteigert werden, sollte aber fünf gehäufte Teelöffel täglich nicht übersteigen.

Infekte von Blase und Nieren

Infekte der Harnwege können gerade bei Frauen leicht auftreten, da die Harnröhre bei Frauen nur wenige Zentimeter kurz ist. Daher ist es besonders wichtig, vorzubeugen:

- Tragen Sie die wärmende Unterwäsche z. B. aus Wolle oder Seide.
- Sorgen Sie vor allem im Winter dafür, dass Ihre Füße warm bleiben, mit Thermosocken, Filzeinlagen in den Schuhen etc.
- Ein wichtiger Punkt für Frauen ist die Hygiene: Die Reinigung des Intimbereichs erfolgt von „vorne nach hinten", von der Scheide in Richtung After.

Auch bei Neigung zu Prostata-Entzündungen sind Unterleib und Füße warm zu halten. Wichtig ist in diesem Fall die Blasenentleerung nach der Uhr (zu festen Zeiten und in festen Abständen). Zur Unterstützung kann eine feuchte Leberauflage aufgelegt werden (Anwendung siehe S. 41).

Bitte denken Sie bei einer Blasenentzündung auch an das Mittel Angocin Anti-Infekt, das weiter oben beschrieben wurde.

Wärme

Auch wenn es bereits zu einer Blasenentzündung gekommen ist, ist Wärme – von innen und außen – wichtig.
Wärme können Sie einfach durch ein warmes Kirschkernkissen oder eine Wärmflasche zuführen.

Kirschkernkissen in der Mikrowelle bei maximal 600 Watt höchstens 2 Minuten erwärmen. Erwärmt man es länger oder in kurzen Abständen mehrfach hintereinander, kann es zu brennen anfangen!

Wärmflasche zur Hälfte mit heißem, nicht kochenden Wasser füllen, Luft ausdrücken, nach dem Verschließen umdrehen und den Verschluss prüfen.

Aus biologischer Sicht eignet sich bei sehr starken Entzündungen wie auch zur Vorbeugung die Wärmeanwendung eher am Rücken im Bereich der unteren Lendenwirbelsäule (oberhalb der Gesäßfalte). Aber auch die direkte Anwendung auf der Blase tut vielen Betroffenen gut. Bei Blaseninfekten ist auch Wärme in Form von warmen Fußbädern oder einem warmen Sitzbad sehr angenehm. Dem Sitzbad kann man sehr gut Kamillentee beifügen.

Kamillen-Sitzbad
2 EL Kamillenblüten mit ½ Liter Wasser übergießen und zugedeckt 5–10 Minuten ziehen lassen, abseihen. Angenehm warmes Wasser in die Badewanne oder noch besser eine kleine Sitzbadewanne oder Wäschewanne (je nach Körpermaßen) füllen, Tee zugeben. Badedauer 10–15 Minuten. Wenn man friert oder sich unwohl fühlt, Bad abbrechen oder warmes Wasser nachgießen.

Teemischung für Nieren und Blase

Wenn Krankheitserreger durch die Harnröhre aufsteigen, ist es sinnvoll, die Blase „durchzuspülen“. Trinken Sie dafür stündlich eine Tasse abgekochtes lauwarmes Wasser. Zusätzlich eignet ein Durchspülungstee für Nieren und Blase. Es handelt sich bei der folgenden Mischung um eine „durchspülende“ Mischung ohne ausgewiesene antibakterielle oder desinfizierende Wirkung.

Durchspülungstee für Nieren und Blase

Rezeptur:

40,0 g Goldrutenkraut
20,0 g Löwenzahnkraut
20,0 g Melissenblätter
20,0 g Brennnesselkraut
mischen

Zubereitung und Dosierung:

1 flachen TL Teemischung mit 1 Tasse kochendem Wasser (ca. 150 ml) übergießen und bedeckt 5–10 Minuten ziehen lassen, abseihen. Mehrmals täglich eine Tasse trinken. Keine Anwendung bei akuter Nierenentzündung!

Eine ebenfalls gute Nierenpflanze ist Katzenbart oder Indischer Nierentee (Orthosiphon). Möchte man eine antibakterielle Mischung, sollten Bärentraubenblätter im Tee enthalten sein.

In der Apotheke gibt es auch weitere gute Teemischungen bei Infekten der ableitenden Harnwege als Teebeutel (Sidroga), z. B. „Blasentee plus mit Bärentraubenblättern“. Da die Bärentraubenblätter dosisabhängig die Schleimhäute reizen, sollte die Anwendung auf drei Tage begrenzt werden.

Quellen und Literatur

Ärztezeitung: Immunsystem ändert sich mit der Jahreszeit; 13.5.2015. www.aerztezeitung.de/medizin/krankheiten/herzkreislauf/article/885843/forscher-finden-heraus-immunsystem-aendert-jahreszeit.html [Stand: 7.2.2019].

Bereznoy VV, Riley DS, Wassmer G, Heger M: Efficacy of extract of Pelargonium sidoides in children with acute non-group A beta-hemolytic streptococcus tonsillopharyngitis: a randomized, double-blind, placebo-controlled trial. Altern Ther Health Med. 2003; 9 (5): 68–79.

Burgerstein UP: Handbuch Nährstoffe. Stuttgart: TRIAS Verlag in MVS; 2018.

Elmadfa I, Aigin W, Muskat E, Fritzsche D: Die große GU Nährwert Kalorien Tabelle. München: Gräfe und Unzer Verlag; 2017.

Hayney MS, Love GD, Buck JM et al.: The association between psychosocial factors and vaccine-induced cytokine production. Vaccine. 2003; 21 (19–20): 2428–2432.

Jahn S: „Spanische Grippe“ und Homöopathie. Die Behandlung der Pandemie im internationalen Vergleich. Essen: KVC; 2015.

Mooren FC: Immunologie und Sport. Akt Rheumatol 2003; 28 (4): 187–195.

Randerath O, Pottkämper M, Beuth J, Pulverer G: Immunmodulation mit Herba-abrotani-Tee und Propionibacterium avidum KP-40 bei professionellen Eishockeyspielern. Biol Med. 1997; 26 (3): 105–109.

Sjögren HW: Über die „Spanische Krankheit“ (Grippe), deren verschiedenen Typen und sichre Behandlung. AHZ. 1919; 167: 99–104.

Teuscher E, Bodinet C, Lindequist U, Freudenstein J: Untersuchungen zu Wirksubstanzen pflanzlicher Immunstimulanzien und ihrer Wirkungsweise bei peroraler Applikation. Z Phytother. 2004; 25: 11–20.

Dopico XC, Evangelou M, Ferreira RC et al.: Widespread seasonal gene expression reveals annual differences in human immunity and physiology. Nature Communications. 2015; 6: 7000.

Yamada, H, Takuma N, Daimon T, Yukihiko H: Gargling with Tea Catechin Extracts fort he Prevention of Influenza Infection in Elderly Nursing Home Residents: A Prospective Clinical Study, in J Altern Comp Med. 2006; 12; 7: 669–672.

Der Autor

Dr. Michael Elies ist seit 1986 in eigener Praxis als Facharzt für Allgemeinmedizin, Naturheilverfahren, Akupunktur und Homöopathie niedergelassen. Praxisschwerpunkt ist die komplementäre Schmerztherapie. Er ist seit 1989 Lehrbeauftragter für Geschichte und Entwicklung der Homöopathie an der Heinrich-Heine-Universität Düsseldorf und seit 1991 Mitglied der Arzneimittelkommission D beim BfArM (früher BGA) Bonn. Dr. Elies ist langjähriger Dozent der Deutschen Ärztegesellschaft für Akupunktur (DÄGfA), von der er 1989 den Dr. Bachmann-Preis erhielt. Er ist Autor zahlreicher Fachbücher und Ratgeber, seit vielen Jahren beratender Arzt von Natur und Medizin und Mitglied des Vorstandes.

Die Autorin

Dr. Annette Kerckhoff, BSc Komplementärmedizin und European Master of Health Promotion, Lehrbeauftragte für naturheilkundliche

Selbsthilfestrategien, Phytotherapie und Medizingeschichte, ist seit fast zwei Jahrzehnten auf die laienverständliche Vermittlung von Gesundheitswissen und Selbsthilfemaßnahmen spezialisiert. Sie hat zahlreiche Ratgeber und Patienteninformationen geschrieben und arbeitet als Autorin für Natur und Medizin.

Die Buchreihe *Was tun bei ...* im KVC Verlag

Alkoholabhängigkeit – Homöopathie und Komplementärmedizin

Bluthochdruck – Mind-Body-Medizin und Naturheilkunde

Colitis ulcerosa und Morbus Crohn – Naturheilkunde und Integrative Medizin

Demenz – Vorbeugung und Selbsthilfe

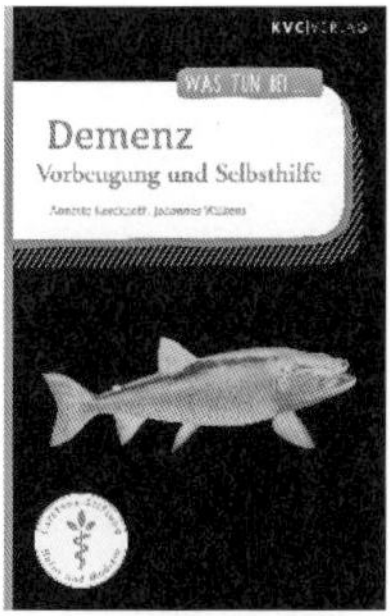

Depression – Homöopathie und Komplementärmedizin

Diagnose Krebs – Homöopathie und Schüßler Salze

Endometriose – Homöopathie und Naturheilkunde

Grauer Star und Altersweitsichtigkeit

Grippe und Infekte – Vorbeugung und Selbsthilfe

Heilfasten

Heuschnupfen – Homöopahtie und Naturheilkunde

Kopfschmerzen von Kindern

Mittelohrentzündung – Homöopathie und Naturheilkunde

Nagelpilz – Selbsthilfe und Naturheilkunde

Nasennebenhöhlenentzündung – Naturheilkunde und Homöopathie

Osteoporose – Vorbeugung und Selbsthilfe

Parkinson – Selbsthilfe und Komplementärmedizin

Prüfungsangst – Selbsthilfe und Naturheilkunde

Raucherentwöhnung

Rheuma – Naturheilkundliche Therapie

Schlafstörungen – Selbsthilfe und Schlaftypen

Schlaganfall – Vorbeugung und Nachbehandlung

Trockene Augen – Naturheilkundliche Selbsthilfe

Krebs und therapiebedingte Nebenwirkungen – Selbsthilfestrategien und wertvolle Tipps

Wechseljahresbeschwerden

Wundheilung nach Operationen